補完・代替医療

芸術療法

医学博士・紘仁病院 星野良一【著】

金芳堂

序

　このたび，補完・代替医療シリーズとして『芸術療法』を上梓できたことは幸甚の極みである。芸術療法は，精神医学の重要な治療技法である精神療法を補完，代替する治療技法である。芸術療法を用いる目的は多様であり，日常に楽しみを与えるレクリエーション効果，人間らしい感情を回復するリハビリテーション効果，治療者とクライエントの間のコミュニケーション形成，病理性や心理状態の評価するアセスメントが含まれる。また，創作活動を通してカタルシスや洞察を得ることや創作活動を通して自己実現を図る精神療法的意義も重要である。

　読者にとっては，カタルシス，洞察，自己実現という言葉を並べると，いかにも高尚なことのようにみえてしまうかもしれないが，実はそうではない。「精神療法としての芸術療法の意義」の項で解説したように，健康な人達は自分自身の中で，あるいは周囲との安定した対象関係の中で，カタルシス，洞察，自己実現という過程をふんだ自己治療を日常的に行っている。これに対して，治療を希望するクライエントはこのような自己治療が行えないか，行えない状態に陥っている。精神療法の目的は，健康な人達がそうしているように，カタルシス・洞察・自己実現という過程をふんだ自己治療ができるようクライエントを援助することである。このためには，クライエントの心理状態や外の世界への認識を知ること，表現や内容の変化から治療経過やそれに伴う心理状態の変化を知ることが不可欠である。このような観点から，描画解釈に関しては，著者が治療的に関与したかアセスメントを担当した症例を提示して詳細に解説した。さらに，作品の表現から病理性やこころの動きを読み取ろうとする表現精神病理学は，治療技法としての芸術療法に寄与するものであることから，病跡学を取り上げて解説した。

　本書では絵画療法を中心に，造型療法，コラージュ療法，心理劇，箱庭療法，詩歌療法をとりあげ，用具と施行法，適用となる対象と適用に

注意を要する対象，解釈と作用機序，治療者の役割について解説した。これらの諸技法は，いずれも先達が苦心して発展・確立してきたものである。どのような芸術療法の技法を用いた場合でも，クライエントは治療者が傍にいることで安心して表現でき，治療者を意識しながら表現することで，自己の内界が投影されたイメージを客観的に見つめなおすことができるようになる。このように芸術療法でクライエントの創作活動が自己治療となるためには治療者の存在が不可欠であり，治療者には芸術への造詣のみならず，精神療法の深い知識と経験が求められるのである。

　精神医学や心理学の用語には難解なものが少なくないが，多くの解説書ではいずれの読者もこれらの用語を十分に理解しているという前提で解説されている。本書では，読者がこれらの用語にいくぶん不案内なことがあっても，本書の内容を理解しやすいように，用語を解説するコラムを設ける試みをした。

　本書を通して，読者が芸術療法と精神療法に関心を持っていただければ幸いである。

2006年7月

星野　良一

目　次

1　芸術療法の定義と歴史　　1

2　芸術療法の目的と対象となる疾患　　3

1　病跡学 …………………………………………………………… 7
　① 統合失調症の病跡学 ………………………………………… 10
　② 気分障害の病跡学 …………………………………………… 14

3　芸術療法の技法，用具　　17

1　絵画療法 ………………………………………………………… 17
　① 課題画法の実施 ……………………………………………… 18
　② 描画後の質問 ………………………………………………… 23
　③ 描画の解釈 …………………………………………………… 26
　④ 描画解釈における著者らの試み …………………………… 45
　⑤ 描画解釈の実際 ……………………………………………… 57
　⑥ 絵画療法への導入と設備 …………………………………… 68
2　造型療法 ………………………………………………………… 70
3　コラージュ療法 ………………………………………………… 70
　① コラージュ療法の用具と施行法 …………………………… 71
　② コラージュ療法の適用と治療者の役割 …………………… 71
4　詩歌療法 ………………………………………………………… 72
5　箱庭療法 ………………………………………………………… 78
6　心理劇 …………………………………………………………… 82

| **4** | 芸術療法の作用機序 | 87 |

| **5** | 精神療法としての芸術療法の意義 | 89 |

| **6** | 芸術療法，絵画療法の問題点 | 95 |

参考文献 …………………………………………………… 97
索　引 …………………………………………………… 100

用語解説（コラム）

- ＊カタルシス ……………………………………………… 1
- ＊精神療法 ………………………………………………… 3
- ＊洞　察 …………………………………………………… 4
- ＊臨界期 …………………………………………………… 5
- ＊認知症の中核症状と周辺症状 ………………………… 6
- ＊統合失調症 ……………………………………………… 8
- ＊基本的信頼感 …………………………………………… 9
- ＊前駆期 …………………………………………………… 12
- ＊気分障害 ………………………………………………… 14
- ＊家族システム理論 ……………………………………… 21
- ＊執着性格（執着気質） ………………………………… 48
- ＊メランコリー親和型性格 ……………………………… 50
- ＊ロールシャッハ・テスト ……………………………… 51
- ＊自我境界 ………………………………………………… 79
- ＊自己実現 ………………………………………………… 86
- ＊強迫性障害 ……………………………………………… 91
- ＊森田療法 ………………………………………………… 92

1 芸術療法の定義と歴史

　芸術療法は，こころの奥底にあるものを何らかの形で表現したいという，人間が生来的に持つ欲求を基礎とした治療法である。芸術療法には non verbal（非言語的）な手法を用いるという特性があり，意識下に抑圧されたさまざまな不安や葛藤が表現されることがあるため，表現行為そのものがカタルシス*効果を持つことも芸術療法の特徴である。また，言語的コミュニケーションが困難な場合に，芸術療法を通じてコミュニケーションを持つことも可能である。

| カタルシス | ギリシャ悲劇が観客に与える影響を説明するため用いられたカタルシスに由来する。アリストテレスは，観客は悲劇に感情移入することで自分の心の中が浄化される体験をするために悲劇を好むと理解し，その基盤にある心的機制をカタルシスと名付けた。このことから，カタルシスは過去の不快な体験やうっ積した感情を排泄し，心の緊張を解き，浄化することを指して用いられるようになった。フロイトは無意識的に抑圧されていた記憶や感情を自由に表現させ，うっ積した感情を発散させる治療手法をカタルシス法と名付けた。|

　芸術がこころの癒しをもたらすことは古くから知られていた。古代ギリシャの哲学者ピタゴラスは，天体の運動によって生み出された天体の音楽を聞くことが心の清めになると述べている。それより以前の呪術社会においてはシャーマンが語る詩のことばには治癒的な力が備わっていると信じられていた[1]。このように，芸術活動がこころの癒しをもたらすことは古くから知られていたが，造型活動が治療手法として用いられるようになったのは，ユング Jung, C.G.の功績といわれている。ユングはフロイト Freud, S.と決別した1913年以降の数年間内的不確実感に襲われ，自身で描画を含む造型活動を行うことで精神的な癒しを体験した。その後，治療場面にも描画を導入するようになり，描画の治療的意味を

悟るに至った。芸術療法ということばをはじめて用いたのは，イギリスのヒル Hill, A.が結核治療のサナトリウムや精神病院で患者の治療プログラムの1つとして絵画制作を用いたのが最初とされている[1]。アメリカのナウンバーグ Naumburg, M.とスイスのカルフ kalff, D.M.らによって，精神療法の1つとして芸術療法が確立したのは1960年代である。一方，西欧では19世紀後半から表現精神病理学の歩みがあり，作品の表現から病理性やこころの動きを読み取ろうとする試みが熱心に行われている。

　わが国では，1969年に芸術療法研究会（1973年に芸術療法学会に改組）が発足し，学会を中心として，徳田良仁，中井久夫，山中康裕，高江洲義英らによって，表現精神病理学の研究や絵画療法の実践が進められてきている[2]。

2 芸術療法の目的と対象となる疾患

　芸術療法は，精神医学の重要な治療技法である精神療法＊を補完，代替する治療技法である。精神療法は，言語的・非言語的コミュニケーションを通して得られる共感を基盤として，誤った認識と行動を，健康な人が考え，行動するように修正する治療技法である。精神療法にたずさわる時に，治療者は，クライエントにどのような認識の誤りがあり，どの程度クライエントが自己の問題として主体的に認識の修正に取り組めるのかを評価する。そして，治療者は評価に応じた治療戦略を組立て，クライエントに理解できるようなかたちで，治療目標と治療プロセスを説明できなければならない[2)]。

> **精神療法**　精神療法は，心理的な問題を持つ人に対する専門家による治療技法である。心理的な問題には，個人の内外の環境に対する適応の失敗に基づくものや，対人関係上の葛藤などに由来するものがある。精神療法には，不安や解決困難な出来事を聴き入ることで感情の発散を図る表現的精神療法，心理的原因に直接働きかけるのでなく，慰め・安心づけ・再保証・助言などにより，不適応を起こしているクライエントの自我に力を貸して安定を図る支持的精神療法，クライエント自身が自己の病理性を理解し，その結果として人格の構造的変化を図ることを目標とする洞察的精神療法，新しい学習，再学習，あるいは訓練などの体験を通じて適応性の改善を図る訓練療法がある。

　芸術療法の目的は多様である。たとえば，単調になりやすい入院生活の日常に楽しみを与えるレクリエーション効果，精神障害によって損なわれた人間らしい感情を回復するリハビリテーション効果，治療者とクライエントの間のコミュニケーション形成，病理性や心理状態の評価するアセスメントなどが含まれる。さらに，作品の製作を通してカタルシスや洞察＊を得ることや，作品の製作を通して自己実現を図るという治

療的意義も芸術療法の目的に含まれる[3]。しかし，カタルシス，洞察，自己実現の目的で芸術療法を適用する場合には，上に述べたような，精神療法の原則は遵守しなければならない。

> **洞察** 洞察には，疾病に対する洞察という意味での病識と，治療的洞察がある。分析的には，無意識に抑圧されていた考え・願望・空想・記憶などの意味や関連性に気づき，理解し直す過程を治療的洞察と呼ぶ。洞察はしばしば「ああそうか」といった直感的な体験で始まり，このような体験を積み重ね，繰り返すことで，理解が深まり，さらに大きな全体的洞察へと統合される。精神療法では，洞察を治療過程でどのように引き起こすかについて，一定の治療構造，治療過程，治療技法（明確化・直面化，解釈）がさまざまに体系化されている。

高江洲[3]によれば，芸術療法の諸技法を選択し，どの技法を適用するかの決定を行う際には，「どのような人か」，「何がおきているのか」，「どのようにすればよいのか」というクライエントへの理解を深め，クライエントが治療者の持つどの技法に対応するかを選択することが必要である。さらに，高江洲[3]は「どのような病期にあるのか」，「どのような症状が標的となるのか」，「どのような関係を目指すのか」という仮説を立て，治療戦略の上に立って芸術療法の治療脚本を構想し，芸術療法の適応決定を検討する必要があることを指摘している。

芸術療法の対象には，精神療法を適用可能な精神疾患（不安障害，適応障害，摂食障害，感情障害，統合失調症，認知症），非行や児童期・思春期の問題行動が含まれる[1]。さらに，癌患者を介護する家族に対して芸術療法を適用し，家族のストレスと不安を軽減させ，患者本人や介護職員とのコミュニケーションを改善できたという報告[4]もある。

不安障害，適応障害，摂食障害などの心因性疾患では芸術療法を適用することで，パーソナリティや疾患を発症する要因となった心因が作品に表現されることがある。これらの表現は，クライエントの心理状態の理解に役立ち，精神療法の判断と関与の決定に役立つものである。また，言語化されないこころの葛藤が，絵画などに表現され，視覚化されることでクライエント自身がそれまで意識できなかった問題への洞察を得る

こともある。

　一方，芸術療法の精神病への適応は慎重でなければならない。統合失調症や気分障害では治療の基本は薬物療法であり，芸術療法が治療の初めから用いられることはほとんどない。統合失調症では，思考障害，幻覚，妄想が活発な急性期に芸術療法が適用されることは原則としてない。芸術療法は中井のいう臨界期*以降，特に慢性期のクライエントを対象として，リハビリテーション効果やレクリエーション効果を目的として適用されることが多い。後述する俳句療法[5]も慢性期のクライエントを対象として，レクリエーション効果を目的に始められたものである。

> **臨界期**　中井は統合失調症の急性期エピソードから回復する過程を臨界期，寛解期前期，寛解期に分類している。中井によれば，臨界期は急性期精神病状態から寛解過程への転換を告げる一連の現象（身体症状，悪夢，病的体験を語る内省と回想能力の再出現，孤独感・不安感の増強）が観察される。臨界期を乗り越えるためには特別の心的エネルギーが必要であり，この時期を乗り越えるためには，最も強い治療的支持が必要になる。

　気分障害では，感情の変化が芸術表現に直接に関連しやすいため，症状の悪化をきたしかねない。休養が求められる抑うつ状態のクライエントに対しては，芸術表現は一般的に禁忌となる。また，鎮静化を図る必要がある躁状態のクライエントに対しても，一般的に自発描画は禁忌となる。また，気分障害のクライエントは，元来，思考が固く柔軟性のないパーソナリティであることがあり，描画をすることに抵抗を示すことも少なくない[6]。一方で，描画に対する抵抗が少ない場合には，描画に治療経過による気分の変化が生き生きと示されることもある。

　認知症疾患に対する芸術療法は，レクリエーション効果を目的として適用されることが多い。そのため，作品を製作することの喜び，作品を完成させる喜びや満足感を得ることを重視する。単純な素材を用いての絵画が，残存している表現能力を示してくれることもある[3]。また，参加メンバー同士でコミュニケーションする喜びを得ることを目的として，ちぎり絵，コラージュ，モザイク貼絵の集団製作などの技法が用い

られることもある。さらに，リハビリテーション効果として，芸術療法によって右脳を活性化することで，認知症の認知機能障害が改善されるという報告[7]もある。しかし，現時点では芸術療法は周辺症状*を改善するためのレクリエーション効果を目的として用いられることが多い[8]。レクリエーション効果を目的とする場合には，導入として塗り絵が使われることもある。言うまでもないが，導入として塗り絵を使うことがあっても，漫然と同じ課題を繰り返すことは治療的ではなく，クライエントの意欲を低下させてしまうことがある。

認知症の中核症状と周辺症状　認知症の症状には記憶の障害（物忘れ），認知機能障害（複雑な脳の働きの低下）という中心になる症状（中核症状）と記憶の障害や認知機能障害が影響して生じる周辺症状がある。周辺症状には，恐ろしい内容の幻覚をともなうせん妄，屋外の徘徊や多動，些細なことで怒りを爆発させてしまう攻撃的行動，日常生活に援助が必要であるのに介護を拒否するなどのさまざまな精神症状や問題行動が含まれ，認知症の介護の上で大きな負担になる。

芸術療法を適用することで，常に高い治療効果をもたらされるわけではない。言語を媒介とした精神療法だけでも高い治療効果が得られることも多い。一方，言語的コミュニケーションが不得手な対象では，コミュニケーションの形成やアセスメントという治療の導入に描画や造型などが有用なことも多い。さらに，自発的な描画が困難であったり，不安や緊張が強いためにすぐには描画ができなかったりする場合には，塗り絵が便利な手法である。治療者がクライエントと一緒に塗り絵をすることで，自然と同じ場所で共に時間を過すことになる。このように共に時間を過すことで，コミュニケーションが形成されることもある。また，描画によるアセスメント程の識別力は期待できないが，以下のような情報が得られることがある。

- どの色を選択するかによって，おおまかに心理状態を推測できる（色彩象徴）。
- 使用された色彩の連続性や，人物や動物のどの部分にどのような色彩を使用するかで，大まかな意味での判断力や現実検討能力を推測

できる[9]。たとえば，人物の顔は肌色に塗られるのが普通で青や茶色は使われない。人物の顔が青や茶色で塗られた場合は，判断力や現実検討能力の低下が疑われる。
- はみ出しや塗り込めの有無によって，感情の統制や衝動の制御を推測することができる。たとえば，印刷された線からはみ出さないように慎重に塗ることは小心さや敏感さをうかがわせる。反対に，印刷された線からの頻繁なはみ出しは不注意や衝動的であることをうかがわせる。また，丁寧な塗りこめは強迫的な傾向をうかがわせる。

1 病跡学

　病跡学は，天才的な人物の創造性とこころの病気のかかわりを研究することによって，こころの病気の理解に貢献する学問である[10]。19世紀なかばに病跡学の研究が行われるようになって以来，統合失調症＊と創造性の関係が病跡学の関心の中心であった。統合失調症の病理と創造性の時間的関係には，a．病気が創造の後で始まった場合，b．病気が創造と同時に存在する場合，c．病気が創造に先行している場合がある。

　物理学者のニュートンは物理学上の発見や理論化が完成した初老期に発症しており，音楽家のデゥパルクが発症後に全く作曲ができなくなっているなど，統合失調症の病理は創造性を阻害することも少なくない。一方，ストリンドベルヒは自分の嫉妬妄想を「地獄」などの作品の中に克明に描いており，芥川龍之介は妄想知覚，妄想着想，関係妄想，追跡妄想などが「歯車」，「凶」などの作品に生々しく描かれている。また，ゴッホの作風の変化は統合失調症のプロセスによって引き起こされたことが指摘されている。

　統合失調症と創造性の関係は，統合失調症を発症する危険性が高く，統合失調症に伴う認知・思考・意欲・感情などの障害が顕在化していないスキゾイドパーソナリティ（schizoid personality）と創造性の関係をみることで，より明確に理解することができる。

統合失調症 統合失調症は，思考と知覚の独特な歪曲，その場にそぐわない鈍麻した感情を特徴とする。認知機能障害が経過にしたがって進行することはあるが，意識の清明さと学習された知的能力は通常保たれる。最も重要な精神病理学的現象には，考想反響（考想化声），考想吹入，考想奪取，考想伝播，妄想知覚，支配され影響され抵抗できないという妄想，第三者が自分のことを話題にしている幻聴，思考障害，および貧困な思考，感情の平板化，無関心，無気力，社会的ひきこもりなどの陰性症状がある。陰性症状が主体なタイプでは，ライフイベントとは無関係に発症し，発症の時期が特定できない潜伏性発症が多いことが指摘されている。最近では，出世時の産科合併症，胎生期の感染症などが統合失調症の発生の危険因子であることが知られてきている。

　スキゾイドパーソナリティは，社会関係からの遊離，感情表現の限定で特徴づけられるパーソナリティの障害（DSM-Ⅳ）で，社会的対人関係を形成し，維持してゆく能力に乏しいが，学者や研究者など，社会的な対人関係を必要としないような状況では問題を示さない。クレッチマー Kretshmer, E.はこのようなパーソナリティを分裂気質と分類した。分裂気質は，しばしば刺激に順応しない精神活動を示し，感性は敏感さと鈍感さで特徴づけられ，突飛さと頑固さを示す。「非社交的，静か，控え目，まじめでユーモアを解さない」という特徴が中核的で，「臆病，恥ずかしがり，敏感で自然や書物に親しむ」という精神の過敏性を示すタイプと，「従順，気立てがよい，正直，落ち着いている，鈍感」というタイプがある。体型的には，細長型の体格が多いとされる。スキゾイドパーソナリティの人は，母親との間で好ましい肉体的・感情的な接触を持つことができなかったために，エリクソン Erikson, E. H.のいう基本的信頼感*を獲得していないため，人生を無意味で空虚なものと感じやすい。

　そこで，スキゾイドパーソナリティの人は，健康な人達よりも真剣に人生の意味や意義を捜し求めようとする。創造活動は，以下のようにスキゾイドパーソナリティの人にとって有利な側面を持っていることが指摘されている。

> **基本的信頼感**
> エリクソンは，生まれてから死にいたるまでの人生の周期を包括した，独自の人格発達論を構成した。乳児は愛着行動に母親がこたえてくれること安心し，こたえてくれないことで不信感を持つ。母親との関係の中で，好ましい肉体的・感情的な接触を持ち，乳児が安心感や安全感を繰り返し体験することにより，生きることへの安心感や周囲への信頼感を獲得する。このような基本的信頼感を獲得できなかった場合には，その後のパーソナリティの発達や社会適応に重篤な問題が生じる原因になる。

- 独創的な創造は多く孤独な作業であるから，現実の対人関係の煩わしさを回避できる。
- 創造活動によって，スキゾイドパーソナリティの人は幼児的万能感のファンタジーを維持することができる。
- 創造活動では外面よりも内面を重視でき，ややもすれば外界の圧力に圧倒されがちな彼らの危機を回避できる。
- 科学的な発見のように，世界にある種の法則性や秩序を与える仕事は，世界を予測不能で恐るべき混沌とみなしがちな彼らの不安を癒す力を持っている。
- 創造活動は，スキゾイドパーソナリティの人の無意味感や無益感の防衛に貢献する。

つまり，スキゾイドパーソナリティの人は統合失調症を発症する危険性をはらんでいるのだが，科学や芸術に没頭することで，「病気になるかわりに創造する」ことが可能になる。ニュートンがリンゴの落ちるのをみて万有引力の法則を発見したことは，統合失調症のクライエントが，黒い犬をみて「自分の身に不幸が起こるに違いない」と体験するような妄想知覚や，突然に「自分は神である」とか「特別な能力がある」と確信してしまうような妄想着想と類似した直感的把握の体験である。

しかし，科学的発見では理論化，体系化による証明が課せられている。それゆえ，そこで成立した科学的理論体系は，統合失調症者の妄想体系とは違って，社会に認められるのである。芸術的創造でも同様に，インスピレーションは妄想着想に似ているが，そのようなインスピレーションを芸術作品として完成させるためには，自分以外の他者を意識した芸

術的推敲を重ねて作品として完成させる過程が必要であり，それをなし得た人が芸術家として認められるのである。

1 統合失調症の病跡学

　ノルウェーの画家ムンク Edvald Munch（1863〜1944）は幼児期から病弱であったが，5歳で母親を結核で亡くした。軍医であった父親はもともと気難しく神経質であったが，妻の死後にいっそう陰鬱となった。その後母の妹が家事を引き受けてくれるようになり，家庭に安定感がもたらされていたが，ムンクが14歳の時に姉を母と同じ結核で失った。ムンクは内向的で，孤独で神経過敏であったが，母と姉の死は計り知れない不安を植えつけたといわれている。その後，ムンクは国立美術工芸学校で学び，習作を始めたが，この時期には統合失調症の症状はみられていない。

　ムンクが統合失調症を発症した時期は確定されていないが，宮本は有名な『叫び』を製作した1893年頃から幻覚や迫害妄想などの症状が存在したと推定している。福島はムンクの『叫び』は妄想気分や世界没落体験を描いたものだと解釈している。この頃から，迫害妄想・追跡妄想が明確になる1904年頃は，ムンクの芸術的生涯の頂点といわれている。1906年頃からは不安や恐怖から逃れるために飲酒に耽るようになり，1907年と1908年には精神病院で治療を受けている。この時期の作品は緊張感や表現の密度に欠け，タッチも荒く，構図も散漫であるといわれている。

　ムンクは，精神病院退院後からオスロ大学講堂の壁画制作に取り組み，7年の歳月をかけて壁画を完成させている。宮本[11]は，ムンクは太陽壁画を描くことで，自我の再統合を遂げたと指摘している。すなわち，病の不安，恐怖，嫉妬，絶望がムンクを支配していた時代には，フィヨルドの海岸に反映する月柱と日没しか描かれなかった。その後太陽が現れたのを契機に死と向かい合い，その不安に打ち勝ったといわれている。その後のムンクはアトリエにこもり，交流を絶った生活を送るようにな

ったが，制作意欲は衰えなかった。この時期の作品は不安や暗い色彩は消え去り，明るい色彩で生の歓喜が満ちあふれているといわれる。

ムンクの『叫び』は現代人がいだく不安が端的に表現されている絵画といわれる。たとえ，ムンクがこの絵を描くインスピレーションが妄想気分や世界没落体験などの病的な体験であったとしても，芸術的推敲により芸術作品として完成させている。このような芸術的推敲によって，鑑賞する人々は現代に生きる人間が誰しも抱く不安を共感することができ，絵画が感動を与えるのである。一方で，太陽壁画の後に描かれたムンクの作品は，明るい色彩で生の歓喜が満ちあふれているといわれるが，鑑賞する人々に，ある種のこころの安らぎを感じさせるかもしれないが，強い感動を与えることはないであろう。

芥川龍之介は統合失調症に罹患した代表的な芸術家である。芥川の母親は彼を出産した後，間もなく統合失調症を発病した。このため芥川は母親の姉妹などに養育され，このことがエリクソンのいう基本的信頼感の獲得を困難にしたと考えられている。福島[10]は井上晴雄による芥川の作家生活の分類を引用して，作品と精神状態の推移を以下のように記載している。

第Ⅰ期は，東大学生時代から海軍機関学校の教官をしていた時代で，『羅生門』，『鼻』，『芋粥』などによって作家としてデビューした時期にあたる。この時期の作品は，古典に題材をとり，知的で技巧的な構成をとったものが多い。これらの作品の特徴は，クレッチマーが分裂気質者の文芸作品の特徴として指摘するところと一致している。この時期には精神病的な体験はみられなかったが，神経衰弱の存在を友人に訴える手紙が多く，作品の健康さと対照的である。

第Ⅱ期は，海軍機関学校を辞めて毎日新聞社に入社し，心身ともに健康にみえた時期である。手紙や手記にも，神経衰弱を訴える記載はない。しかし，この時期の作品には傑作・佳作が少ないだけではなく，作品の内容としては，『老婆』（人物誤認，妄想知覚，衝動行為），『影』（自己像幻視，妄想知覚，実体的意識性），『奇妙な再会』（幻聴，機能幻覚，体感幻覚）など，統合失調症に類縁の症状や体験の記述が多い。

第Ⅲ期に芥川は『地獄変』,『藪の中』,『トロッコ』などの名作を発表するが，この時期の手紙にはしばしば不眠，神経衰弱が記述され，睡眠薬の使用量も増加した。
　第Ⅳ期には実生活では避暑・湯治などに積極的に出かけて社交的な時期になり，手紙にも不眠，神経衰弱の記述が影をひそめる。しかし，この時期の小説には名作が少なく，初期の整った知的・技巧的な構成から身辺雑記や自伝的・告白風の作品へと作風の変化が目立っている。
　第Ⅴ期には，不眠が強まり，不安感・恐怖感に悩まされ，妄想知覚，妄想気分，被害妄想，追跡妄想，人物誤認などの症状が出現した。芥川は，このような病的体験を『歯車』『玄鶴山房』『蜃気楼』『ある阿呆の一生』などの作品に綿密に描き出している。また，晩年には奇想天外の発想ながら作品としては見事な完成度を示す『河童』が書かれている。芥川はその遺書に「将来への漠然たる不安」と書き，35歳で服薬自殺を遂げた。福島[10)]は，芥川は統合失調症を発病しても健康な自我機能が残存しており，来るべき人格の解体を予見したと考察している。福島は，芥川が統合失調症を発病した時期を第Ⅴ期としているが，若い時代から神経衰弱の症状や不眠に悩み続け，作品に統合失調症の病的体験が描かれていることから，内因性の病的過程が不完全な形で活動していたと推定している。一般に，このような時期は前駆期[*12)]といわれるが，芥川が神経衰弱の症状や不眠に悩み続けたことは，統合失調症の前駆期症状であったといえる。

> **前駆期**　統合失調症では，精神病症状が発現する前に，精神運動，社会的技能，認知機能の低下がみられたり，焦燥感，抑うつ気分，心気症状，睡眠障害，疑い深さ，関係念慮，奇異な行動などの精神症状がみられたりすることがある。このような，精神機能の軽度な低下や統合失調症に特異的でない精神症状が発現する時期を前駆期という。こうした機能低下や症状は緩徐に発現することが多いが，その時間的経過は一定ではない。

　福島[10)]は芥川の創造と病気の消長の関係から神経衰弱の症状と並行して名作が多く書かれ，症状が一応収まった小康状態の期間に名作がみ

られなかったことを指摘し，芥川の創造性に統合失調症が強く影響し，前駆期が最も豊かな創造の培地であったと指摘している。

　ムンクと芥川の病跡から学ぶべき点はいくつかある。第1は，福島[10]が指摘しているように，統合失調症の芸術家にとっては，前駆期が最も豊かな創造の培地となるということである。しかし，このような時期の創造活動は，ムンクと芥川の病跡にもみられるように，きわめて強い苦悩や苦痛をもたらすものである。このため，治療的観点からは，このような時期には，創造活動をクライエントに勧めることはできない。さらに，思春期・青年期のクライエントでは，不安障害にもみられる精神症状が，統合失調症の前駆期の精神症状[12]である可能性が常に存在するため，カタルシスや洞察を志向した芸術療法の適用には慎重でなければならない。

　第2は，こころの安定は芸術的インスピレーションと相反する，平凡で刺激のない現実世界をもたらすということである。ムンクの病跡にみるように，太陽壁画の後に描かれた作品は平凡で鑑賞する人に強い感動を与えるものではない。そして，表現活動に関心を持つクライエントの多くは，このような平凡で刺激のない現実世界で人生を送ってゆくことを快く思わないものなのである。このため，音楽や絵画などの表現活動に関心を持つクライエントは，平凡で刺激のない現実世界と，豊かなインスピレーションをもたらすが，危機と隣り合わせの空想世界との間で揺れ動くことになる。治療者は平凡で刺激のない現実世界に生きるべく援助をするのだが，クライエントはどうしても，芸術的なインスピレーションを追い求めてしまう。その結果，著者の経験では，しばしばクライエントは治療を自ら中断してしまい病状が増悪してしまうのである。このことからも，統合失調症に対しては，カタルシスや洞察を志向した芸術療法の適用には慎重にならざるを得ないのである。

2 気分障害の病跡学

　気分障害*の芸術家として最も高名なのは，ドイツの詩人ゲーテである[13]。ゲーテには18歳から82歳までにほぼ6～7年ごとに病相期があり，それが創造や人生の転機に大きな影響を与えていたといわれている。

　ゲーテは18歳の時に初めての躁状態を示し，乱痴気騒ぎと大恋愛を体験した後に，深刻なうつ状態に陥った。

気分障害　　気分障害（mood disorder）ないし感情障害（affective disorder）は気分が障害される病気で，躁状態とうつ状態に大別される。躁状態を特徴づける症状は，気分の高揚と多弁・多動で，誇大的な自己評価に基づく浪費や攻撃的な言動が生じやすい。また，観念奔逸といわれるような，目的から外れた思考内容が現れて，思考がまとまらなくなることもある。爽快な気分で気前よく振舞うような状態（単純躁病）は少なく，攻撃的でイライラしており，些細な刺激で怒りやすい状態（刺激性躁病）が多い。

　これに対して，抑うつ状態を特徴づける症状には気分・行動・自律神経症状（身体症状）がある。気分の症状は，初期には朝に床から出られない，朝刊が読めないなどのそれまでは難無くこなしていた日常的な行為に対して，億劫とか気が重いと感じるような変化としてあらわれるが，その時には何らかの自律神経症状（身体症状）が発現している場合が多い。それに加え，悲観的な展望しか浮かばなくなる絶望感，些細なことで涙ぐむ，理由なく泣いてしまうような悲哀感，耐えがたい寂しさにおそわれる孤独感，他人に迷惑をかけていると感じる罪責感が生じる。さらに，直接的に「死にたい」と表現されなくても，消えてしまいたい気持ちや自分が生きていては迷惑と表現されるような希死念慮も生じやすい。行動面の症状としては，自発性の低下，決断力の低下，行動の遅延などの，精神運動の抑制が出現し，行動しようという意思があってもできないために罪責感を増強する結果になりやすい。また，精神運動の抑制があると仕事の能率が上がらず，家に仕事を持ちかえっても能率が上がらないために疲弊状態に至りやすい。自律神経症状としては，睡眠の障害，食欲の低下や味覚の変化，消化器症状や性欲の低下などが生じやすい。さらに，これらの症状は朝方に悪く，夕方から夜にかけて軽くなるという気分の日内変動がみられることが多い。

第2の病相期は24歳の時で，『若きヴェルテルの悩み』をはじめとする傑作を創作し，次から次へと対象を変える情熱的な恋愛をするなどの躁状態を示したが，同時に「狂わんばかりの生の喜びから自殺の試みにいたるまでの」激しい気分の変動を示した。

　その後の中年期は気分の変動はみられているが，典型的な病相期がみられていない。クレッチマーはこの時期を，精神的には最も健康であったと同時に，詩作の上では最も貧弱な時期と評している。第4の病相期は37歳の時で，数年間にわたり孤独，不快気分，絶望感に悩み，詩作も枯渇していたが，ある日突然仕事を捨ててイタリアに遁走した。イタリアでは躁状態を示し，2年間は愉快で陽気な生活を送り，恋と旅行と詩作にふけった。第5の病相期は典型的な病相期ではなかったが，この時期にシラーと和解している。福島はゲーテが気分の好転を待たなければ，シラーに胸襟を開けなかったと解釈している。第6の病相期は58～59歳で，数多くの詩が書かれ，2人の少女と恋愛をし，長編小説を完成させている。第7の病相期は65歳頃で，詩を多産し，複数の恋愛をしている。第8の病相期は74歳の時で，19歳の少女に恋をして真剣に結婚を考えていた。第9の病相期は81～82歳で，それまでの長い枯渇を克服して「ファウスト」を完成させた。クレッチマーは，ゲーテは絶えず気分が変動し，抑うつ気分に支配され，精神的に枯渇し乾燥する時期と，精神的活動性・詩作の活動性・性的活動性が高揚する，躁状態を示す短い時期が規則的に反復していたと指摘している。クレッチマーはゲーテの病跡を，通常の人が生涯に一度しか体験しない思春期・青年期を，天才は老年期に至るまで繰り返して体験し，生命力の高揚のおかげで独創性を発揮できると結論づけている。

　ゲーテの病跡学から学ぶべき点はいくつかある。第1は福島[13]が指摘しているように，気分障害，特に双極性障害の中には，心理・社会的ストレスとは無縁に，純粋に生物学的メカニズムによって発病する一群のクライエントがいるということである。

　第2は，抑うつ気分に支配され，精神的に枯渇し乾燥する時期があり，孤独，不快気分，絶望感に悩むゆえに，はじめて生命力が高揚した

時に,「狂わんばかりの生の喜び」をもって人々のこころを動かす芸術を完成させることができるということである。ゲーテと同じく気分障害に罹患していた天才であるダーウィンは,抑うつ気分に支配され,精神的な活動性が低下した時期には,ひたすら時間のかかる資料の整理を続け,気分が高揚した時にその資料を駆使して,膨大な著作を完成させたといわれている。双極性障害のクライエントに対する精神療法に病跡学から学んだことを活かすならば,「気分は変動し循環するのだから,枯渇し乾燥した憂鬱な気分の時には休養してエネルギーを貯蓄し,ゆっくりとあせらずに春を待ちましょう,そして,生命力が高揚し,爽快な気分で過ごせる時が来たら,エネルギーを無駄使いせずに,良い気分で過ごせる時間を少しでも長持ちさせるようにしてみましょう」と助言することであろうか。

　芸術はこころの内奥にあるものを,形あるものとして表出するものである。しかし,病跡学は,芸術家が作品を創造するプロセスにおいて,激しい産みの苦しみを体験する[1]ことをわれわれに示している。このことから,必ずしも芸術作品を創造するプロセスがこころの癒しをもたらすとはいえないのである。精神療法として芸術療法を適用しようとする場合には,治療者はこのことをよく意識し,リスクとメリットをよく吟味した上で,芸術療法を適用しなければならない。

3 芸術療法の技法，用具

　芸術療法には，絵画療法，粘土・陶芸などの造型療法，音楽療法，心理劇，箱庭療法，ダンスセラピー，詩歌療法などの多様な技法が含まれる．本書では絵画療法を中心にし，造型療法，コラージュ療法，心理劇，箱庭療法，詩歌療法について解説する．

1 絵画療法

　描画の治療的意義は図1に示したようなものである．絵画療法を行う場合には，自由画を用いる場合と課題画を用いる場合がある．自由画は，自由に表現できるために，心の中の葛藤や抑圧された感情を開放することでカタルシスを得られるという利点があるが，逆に心の中の葛藤や抑圧された感情を表現することで，罪悪感が強くなったり，情緒的に混乱してしまったりするために，病態が増悪する危険性がある．

図1　描画の治療的意義

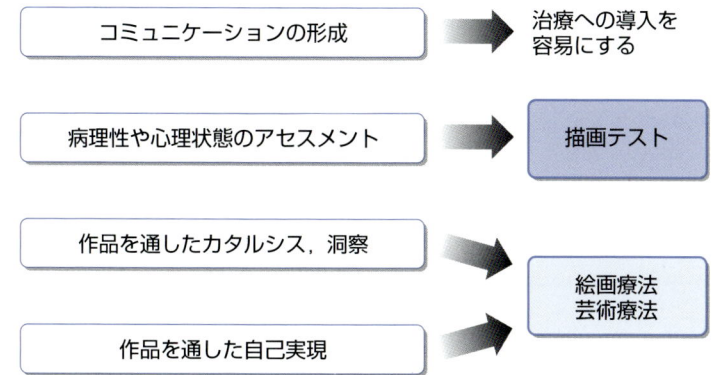

一方，課題画には，選択した課題画によって，クライエントの心理状態や外の世界への認識の仕方を知り，精神療法に活かすことができるという利点がある。課題画法では，主にクライエントからどのような情報を得ようとするのかによって，描いてもらう課題が異なる。主要な課題画法には表1に示したようなものがある。

　次の項で，主要な課題画を紹介するが，これらは主に，表現から病理性や心理状態を評価するためのアセスメントとして用いられるものである。アセスメントとして絵画を用いる場合，症例の心理状態や外の世界への認識を知ること，描かれた絵の表現や内容の変化から治療経過やそれに伴う心理状態の変化を知ることが主要な目的となる。このため，描画の内容や表現に対して，治療者が解釈を与えないのが一般的である。

1 課題画法の実施

　課題画法を実施する際には，できるだけクライエントの警戒心や緊張感を解き，自由に課題画に取り組めるように心がけなければならない。そのためには，描画をする前に，簡単な会話をしてラポール（心のつながり）を形成したり，検査者とクライエント以外の人がいない部屋で実施したりするなどの配慮が必要である。さらに，年少のクライエントで，緊張していたり，描画することに気乗りしない様子であったりする時には，検査者と一緒に塗り絵をしてみることで，描画への導入が容易になる場合もある。

　また，いずれの描画テストにも，「絵の上手下手をみるものではないこと」を説明し，「気楽な気持ちで描くよう」に勧めることは共通している。描画テストの場面では，クライエントから「どんな木を描けばいいのですか」，「どんな人を描くのですか」，「何をしているところを描くのですか」といった質問を受けることがよくある。これに対しては『あなたが思った通りに描いてください』と答える。時間制限についての質問に対しては『時間制限はありません』と答える。

　用具はHB程度の鉛筆，消しゴム，白の画用紙かケント紙を用意する

表1 各種の課題画の用具と教示

課題	用紙	教示
樹木画テスト	A4版1枚	『実のなる木を一本描いてください』
人物画テスト	A4版1枚	『一人の人間を頭の先から足の先まで描きなさい』 (終了後，裏面に反対の性の人物の全身像を描かせる)
HTPP	B5版4枚	『この紙に家を描いてください』 『今度は木を一本描いてください』 『では人を一人描いてください』 『今度は女の人（男の人）を描いてください』
S-HTP	A4版1枚	『家と木と人を入れて，何でも好きな絵を描いてください』
風景構成法	B4版1枚	治療者がサインペンで枠をつけ，『川，山，田，道，家，木，人，花，動物，石，足りないものを描いてください』と教示する。その後にクレヨンで彩色して，風景として完成させる。
動的家族画	A4版1枚	『あなたも含めてあなたの家族の人たちが何かをしているところの絵を描いてください』
スクリブル法		サインペンで画用紙になぐり描きをした後に，「何か見えてこないかな，見えたものを完成してください」と教示する。

のが一般的である。課題画に用いる用紙のサイズと教示は以下の表1に示した。また，樹木画テストでは4Bの鉛筆を用いるように指定されており，家族画テストでは12色の色鉛筆，風景構成法ではサインペンとクレヨンを用意する。

樹木画テスト （Baum test：バウム・テスト）

スイスのコッホKoch, Kが診断用のテストとして考案した技法であるが，治療的にも用いられる[14]。解釈は，樹木の形態分析（全体の形，大きさや豊かさ，幹や枝の形と伸びる方向，葉や実のつき方，根の形状，全体のバランス），鉛筆の動態分析（勢い，筆圧など），樹木の位置の空間象徴から総合的に行う。実施法が容易であり，コッホによる詳細な解釈法がマニュアル化されているため，小児から大人まで適用できる（☞44ページ，表5参照）。

人物画テスト 【Draw-A-Person Test: DAP】

　グッドイナフ Goodenough F, L. により，児童を対象とした知能測定法 DAM（Draw a Man test）として開発された[15]。次いで，マコーバー Machover, K.が成人を対象とした人物画テスト（DAP）を開発した。共通した仮説は人物画を描く際に，人は自己像を描き，身体的表現を通して自己の内面を投影するという点にある。クライエントと同じ性の人物は自己概念のあらわれと解釈し，反対の性の人物は異性への認識の形として解釈する（☞44ページ，表5参照）。

HTPテスト 【House-Tree-Person Technique】

　バック Buck, J, N. によって考案された方法[16]。家屋，樹木，人物，最初と反対の性の人物を描かせる。人物画は被検者の自分自身や外界の人々への認知，性同一性や異性への評価を表現する場合が多い。家屋画は被検者が自分の家庭や家族をどのように認知しているかを表しやすい。バックの原法では，すべての描画後に64項目の描画後の質問（Post Drawing Interpretation: PDI）を行うが，高橋[17]はより少ないPDIを用いている（☞44ページ，表5参照）。

統合HTP

　家屋，樹木，人物を1枚の用紙に描かせる手法で，『家と木と人を入れて，何でも好きな絵を描いてください』と教示して始める。統合HTP[19]は3〜4枚を描くHTP法と比較して，心理的負担が軽度であり，家屋，樹木，人物の相互関係や全体的構成を評価できるという利点がある。また，自由度が高いためにクライエントのこころの状態が直接的に表現されやすい[19]。一方，統合HTPでは家屋，樹木，人物の各項目の構成が簡略化されやすい（☞44ページ，表5参照）。

風景構成法

　中井久夫が考案した技法で，治療者が画用紙の四隅をサインペンで枠

取りし，サインペンを渡して「川」，「山」，「田」，「道」，「家」，「木」，「人」，「花」，「動物」，「石」，「足りないもの，加えたいもの」を順番通りに描いてもらう。次にクレヨンで彩色し完成させる。描画後の質問は弾力的に行うが，季節，時刻，川の流れの方向や深さ，山の高さ，遠さ，家の住人の数，人と家の関係，木の高さなどを尋ねる。風景構成法では，1枚の絵の分析よりも描画過程の関与的観察と複数回の縦断的観察が重視される[1]。

家族画法

家族関係に焦点づけた情報を得たい場合には家族画法を用いる場合がある。家族というテーマをクライエントに与えることは，単一の人物画よりも家族布置や家族内葛藤が表現されやすいという点に特徴がある。描かれた家族の人物像，行動，シンボル，スタイルから，家族に対する認識や家族間の力動を評価する[1]。

近年では家族システム理論*を背景に，「家族で何かしているところを描く」動的家族画法（kinetic family drawing: KFD），「家族が共同で1枚の絵を完成させる」合同家族画（conjoint family drawing: CFD），「家族が共同で，家族で何かしているところをテーマにした一枚の絵を完成させる」合同動的家族画（conjoint kinetic family drawing: CKFD）といったさまざまな技法が発展を遂げている。また，家族を動物にたとえて描いてもらう動物家族画（Draw your Family as an Animal: DFA）のような手法[20]もある。

| 家族システム理論 | 家族を，1つのまとまりを持った単位とする考え方。家族システムでは，1つの原因から1つの結果が規定されるような直線的因果律の見方ではなく，因果的連鎖が円環状につながっている円環的因果律の見方をする。家族療法では，円環的因果律で問題を捉え，家族の円環的パターンや相互作用といった関係性そのものを取り上げるため，家族システムが機能不全に陥っていると，その影響をもっとも受けた家族構成員が家族の病理を反映して症状や問題行動を起こすものと考えられる。 |

家族に関する情報を得ようとする場合に，家族成員間の力動的関係を

客観的に評価しようとする時には合同家族画が用いられる。また，クライエントが主観的に認識している家族成員や家族関係を理解しようとする時には，家族画や動的家族画法が用いられる（☞44ページ，表5参照）。合同動的家族画は両者の長所を折衷的に活かそうとした技法といえる。

　これらの技法では，家族の機能評価だけではなく，治療技法を志向しているものもある。合同動的家族画は，家族がそれぞれ1色のクレヨンを持ち，自由に話し合いをしながら開始し，家族で何かしているところをテーマにした1枚の絵を完成させる技法である。石川[18]は合同動的家族画を共同制作することで，家族の中に陽性感情が生まれ，このような感情や共同制作を通して得られる一体感が，治療的に働く可能性を指摘している。

なぐり描き法

　スクリブル法は，ナウンバーグが開発した技法で，クライエントにサインペンを渡し，「何も考えずに，画用紙になぐり描きをする」ように指示する。その後になぐり描きの描線ができたら，「この線が何かに見えてこないかな」とたずね，見えたものを描いて完成してもらう方法である。描いている途中で，はじめに見えたものと絵が変わることがあってもかまわない[1]。

　スクウィグル法は，ウィニコット Winicott, D. A. が開発した技法で，スクリブル法をクライエントと治療者が交代で行う方法である。クライエントがなぐり描きした線に治療者が投影して描き，治療者がなぐり描きした線にクライエントが投影して描画する[1]。

　交互なぐり描き投影・物語統合法は，山中が開発した方法で，1枚の用紙をサインペンで6～8コマに区切ってもらい，各コマに交互になぐり描きし，投影する。その後にすべての絵を使って，物語を作ってもらう方法である[1]。

　スクリブル法やスクウィグル法などのなぐり描き法は，遊びの要素が強い技法であり，絵画療法への導入として利用価値が高い。

2 描画後の質問

　描画終了後には描かれた絵を中心にして，被検者に絵の説明をしてもらったり，検査者が質問をしたりしながら，話し合い，描かれた絵についてさらに多くの情報を得ることが必要である。

　バックによるHTPの原法[16]では，描画が終了した後に，クライエントにそれぞれの描画を提示し，次のような64項目の質問をする。質問は，まず人物画を提示してP1からP8の質問をし，次に樹木画を提示してT1からT16の質問をし，次に家屋画を提示してH1からH14の質問をする。次に，再度樹木画を提示してT17からT22を質問し，再度人物画を提示しP9からP19を質問する。その後，再度樹木画を提示してT23とT24を質問し，再度人物画を提示しH15からH19の質問をし，再度樹木画を提示してT25を質問し，最後に再度人物画を提示しP20を質問する。

　高橋[17]は，原法に従って描画後の質問をすべて行う必要はなく，適宜選択して実施すればよいとしているが，描画をみながら，どのような質問をするかを判断するためには，すべての質問項目を知っておく必要がある。参考のために，以下に64項目の質問を提示する。

❖ 人物画 ❖

- P1　「男性ですか女性ですか」
- P2　「彼は（彼女は）何歳ですか」
- P3　「彼は（彼女は）誰ですか」
- P4　「彼は（彼女は）親戚の人ですか，友達ですか，それともどんな人ですか」
- P5　「描画中あなたは誰を考えましたか」
- P6　「彼は（彼女は）何をしているのですか」
- P7　「彼は（彼女は）どんなことを考えているのですか」
- P8　「彼は（彼女は）どのように感じているのですか」
- P9　「その人についてどんなことを考えますか」
- P10　「その人からどんなことを思い出しますか」
- P11　「その人は健康ですか」

P12 「その人のどんなところらそのような印象を受けるのですか」
P13 「その人は幸せですか」
P14 「そのような印象を与えるのは，その人のどんなところからですか」
P15 「その人をどんな風に感じますか」
P16 「その点を一般の人にも感じますか，どうしてですか」
P17 「この絵にふさわしいのはどんな天候ですか」
P18 「その人はだれを思い出させますか，それはどうしてですか」
P19 「その人がもっと望むのは何ですか，どうしてですか」
P20 「その人が着ている衣類は何ですか」

❖ 樹木画 ❖

T1 「その木の種類は何ですか」
T2 「その木は実際どんなところに生えているのですか」
T3 「その木の樹齢はおよそどれほどですか」
T4 「その木は生きていますか」
T5 (a)「木のどこから生きているという印象を受けるのですか」
　 (b)「その木で枯れている部分はありませんか，その部分はどこですか」
　 (c)「枯れた原因は何と考えますか」
　 (d)「枯れたのはいつと考えますか」
T6 「その木は男性か女性のどちらに思えますか」
T7 「どんなところがその印象をあなたに与えるのですか」
T8 「木でなく人であったら，その人はどちらを向いていますか」
T9 「その木は1本だけですか，それとも何本もの中にあるのですか」
T10 「その木を見て，印象としてあなたより上方にありますか，下方にありますか，それとも同程度の位置にありますか」
T11 「この木にふさわしいのはどんな天気ですか」
T12 「この絵では風が吹いていますか」
T13 「風はどんな方向に吹いているのか示してください」
T14 「どんな種類の風ですか」
T15 「この絵で太陽を描くとしたら，あなたはどこに描きますか」
T16 「太陽があるとしたら，東西南北のどこになりますか」
T17 「その木についてどんなことを考えますか」
T18 「その木についてどんなことを思い出しますか」
T19 「それは健康な木ですか」
T20 「その印象を与えるのはどんなところですか」

T21 「その木は丈夫ですか」
T22 「その印象を与えるのはどんなところですか」
T23 「その木は誰を思い出しますか，それはどういうところからですか」
T24 「その木がもっとも必要としているのは何ですか，それはどうしてですか」
T25 「これが鳥（もしくは樹木画のそばに描かれた対象）でなく人であったら，それは誰ですか」

❖ 家屋画 ❖

H1 「その家は何階建てですか」
H2 「それは木造の家ですか，レンガ造りの家ですか，それとも別のどのような家ですか」
H3 「それは自分の家ですか」
H4 「描画中，あなたは誰の家を考えていましたか」
H5 「その家を所有したいですか，それはなぜですか」
H6 「その家を所有して好きなようにできると仮定します」
　(a)「あなたが使いたいのはどの部屋ですか，それはどうしてですか」
　(b)「その家で一緒に住みたいのは誰ですか，それはどうしてですか」
H7 「その家をご覧になって，非常に近くにありますか，それとも遠くにありますか」
H8 「その家をご覧になって，印象としてあなたより上方にありますか，下方にありますか，それとも同程度の位置にありますか」
H9 「その家についてどんなことを考えますか」
H10 「その家についてどんなことを思い出しますか」
H11 「幸せで親和的な家ですか」
H12 「その印象を与えるのはどんな点からですか」
H13 「大部分の家についてもそれを感じるのですか，それはどんな理由からですか」
H14 「この絵に似合うのはどんな天候ですか」
H15 「その家から誰を考えますか，それはどうしてですか」
H16 「その家がもっとも必要としているのは何ですか，それはどうしてですか」
H17 「その煙突は何につながっていますか」
H18 「その歩道は何につながっていますか」
H19 「これが木（もしくは家屋画のそばに描かれた対象）でなく人であったら，それは誰ですか」

3 描画の解釈

　描画テストの解釈は図2に示したように，全体的評価，形式分析，内容分析を行うのが一般的である。内容分析は描画に示された，特有のサインや象徴を解釈し，描画診断に活かすものであるが，その際には，上に述べたような描画後の質問が参考になることが多い。

【全体的評価】

　描画の全体的評価は，描画の細部の特徴にこだわらず，絵の上手・下手を判断の基準にしないで，全体としての印象を重視する。全体として調和がとれているか，ゆがんでいないか，描画の各部分が適切に統合されて全体を構成しているか，奇妙な印象を与えないかを評価することにより，クライエントの知的水準，適応水準，器質的障害の可能性，自我の拡張傾向と収縮傾向，行動の統制力などをおおまかに知ろうとするものである。

　全体的評価は感覚的・直感的理解といえ，勘やひらめきにが要求される部分もあるが，描かれた絵から被験者の表現しようとしたものに接近

図2　描画テストの解釈

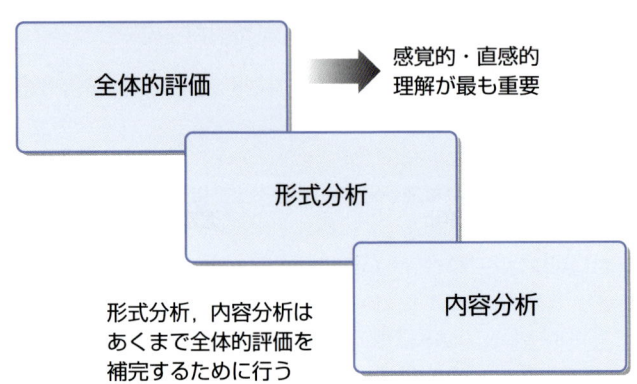

しようとする姿勢でじっくりと絵に対面することが重要である。青木[14]はバウム・テストを解釈する際の全体的把握は，エネルギー，コントロール，豊かさの3つの要点から評価できるとしている。エネルギーは樹木の大きさ，筆圧，勢いなどから評価する。コントロールはつり合い感覚が大切であり，左右のバランス，樹幹と幹の長さや幅のバランスなど，まとまりの良さを重視して評価する。豊かさは要素の多少，描線の用い方，陰影や表面加工などを重視して評価する。

【形式分析】

形式分析は用紙のどの位置に描かれたかという空間象徴（図3を参照），サイズ，遠近感や三次元的な描写の有無，筆圧や運筆，色彩を用いていれば単色か多色か・混色の有無，陰影の有無，対称性，省略，歪曲などを検討する。たとえば，丁寧さや対称性へのこだわりは強迫性や知性化の傾向を示唆し，大きすぎるサイズは自我の肥大を示唆し，小さ

図3　空間図式

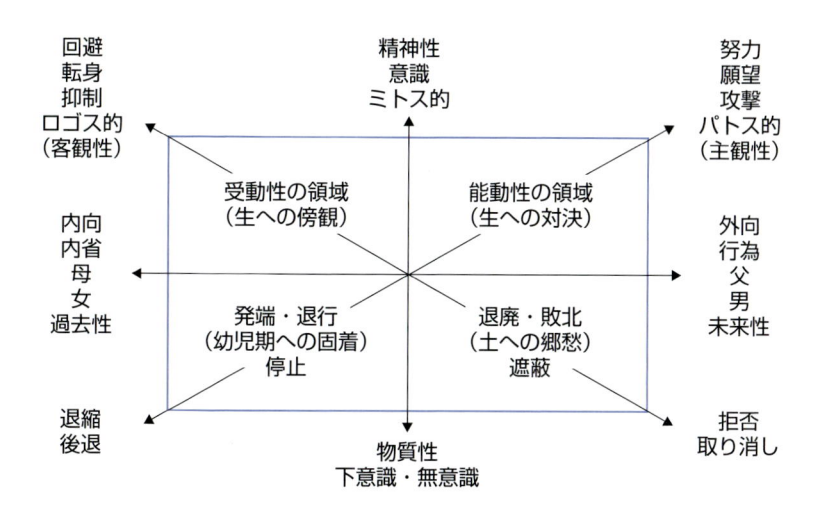

コッホ．K．林勝造他訳「バウムテスト」日本文化科学社，1970

すぎるサイズは自我の収縮を示唆する。また，三次元的な描写や陰影は精神的な分化度が高いことを示唆するが，同時に敏感で不安準備性が高いことを示唆する。

　樹木画や人物画では発達指標があり，これによって精神的な分化度を評価できる。樹木画には人物画と比べると必須要素が少ないために，人物画の発達表のようにまとめることは困難である。

　幼児がなぐり書きから木らしきものを描くようになるのは3〜4歳であるが，はじめは枝・葉・実が描かれていない幹と付属物の樹木（図4-a）が描かれ，次いで幼型といわれる幹と樹冠部の樹木（図4-b）や基本型の樹木（図4-c）が描かれる。樹木画では，年齢が高くなると出現率が低くなる指標（減少指標）と年齢が高くなると出現率が高くなる指標（増加指標）がある。減少指標は幼児的表現であり，樹木の根元まで枝がついている表現（Äste bis zum Boden），枝や幹を直線的に閉じる表現（枝先直，幹上直，幹下直），枝が描写されないか1本線で描写された表現，葉が重力に反する位置に描かれる表現（空間倒置），直角に枝分かれしている表現（直交枝）などがある。Äste bis zum Bodenは幼稚園の年長で5〜15%，小学校4年以降では5%以下の出現率であり，空間倒置は小学校5年までは15%以上に出現するが，中学2年以降では5%以下

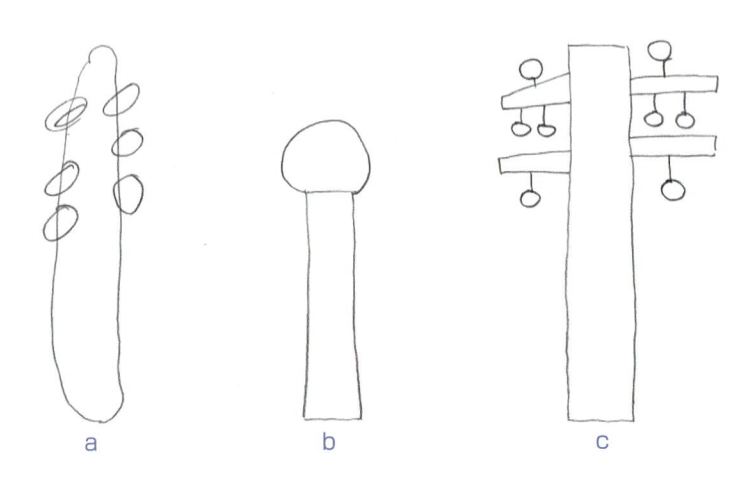

図4

a　　　　　b　　　　　c

の出現率である。これらの減少指標が青年期以降のクライエントの樹木画にみられることは，精神的な発達段階が低いと解釈する[14]。これに対して，増加指標には，すべての枝が2本線で描かれていること，葉の表現，はみ出し，地平線の表現，根の表現，3段以上の枝の表現，枝の立体的描写などがある。枝の立体的描写は幼稚園児では5％以下の出現率であるが，小学校4年以降では15％以上の出現率になる。このような増加指標が，まだ出現率の低い年齢のクライエントの樹木画にみられることは，精神的な発達段階が高いと解釈する[14]。

人物画では表2に示したように，50項目に関して採点を行う[15]。評価項目には，頭，首，肩，胴，脚，腕などの必須部分の有無，脚と腕が胴に正しく接合していること，目，鼻，口，耳の輪郭の有無と細部の特徴（額，眉，睫毛，瞳の有無と左右での瞳の位置の一致，適切な耳の大きさ，鼻の穴，上下2枚に描かれた唇，顎），指の有無，指の数，親指と他の指の区別，指・腕と区別された掌の表現，腕と区別された肘や手首の表現，脚と区別された股，膝，の表現，毛髪の有無や毛髪と頭の輪郭との関係，衣服の有無と表現の詳細さ，頭と胴のバランス，脚と足のバランス，脚や腕の長さのバランス（脚は胴より長い，腕は胴の長さと同等で膝を越えない），輪郭線の連続，顔貌の左右対称，横向きの描写が含まれている。

表2　DAMの採点項目

1. 頭が描かれている
2. 眼が描かれている
3. 胴が描かれている
4. 脚が2本描かれている
5. 口が描かれている
6. 腕が2本描かれている
7. 毛髪が描かれている
8. 胴の長さが胴の幅より大きい
9. 鼻が描かれている
10. 脚が胴から出ている，腕が頭と胴の境から出ている
11. まゆ毛・まつ毛が描かれている

12. 衣類が描かれている
13. 毛髪が頭の輪郭以上に描かれている
14. 首の部分が描かれている
15. 腕と脚が胴に正しくついている
16. 指が描かれている
17. 胴または頭と連続した首の輪郭があること
18. 脚の長さが胴より長く，胴の長さの2倍より短い。脚の幅がその長さより小さい
19. 衣服の標徴が2個以上描かれてる
20. 両目の瞳が描かれている
21. 眼の横の長さが縦の幅より大きく描かれている
22. 耳が描かれている
23. 踵が描かれている
24. 脚と足が描かれ，足の長さは高さよりも長い。足の長さは脚の長さの1/3を超えず1/10以下でない
25. 頭の輪郭が正確に描かれている
26. 衣服の全部を透明画でなく描いたもの
27. 腕の長さが胴と同等以上で膝に達していない
28. 指の細部が正しく描かれている
29. 頭の面積が胴の半分以上でなく，10分の1以下でない
30. 眼の向き，瞳の位置が両眼で一致している
31. 胴の輪郭が正確に描かれている
32. 指の数が正しく描かれている
33. 耳の位置および大きさが正しく描かれている
34. 腕と脚とがいずれも輪郭をもって描かれ，ことにその胴につくところが小さくならない
35. 肩が描かれている
36. 肩あるいは腕の関節が描かれている
37. 口の下に顎，目の上に額が描かれている
38. 掌が指および腕と区別されて描かれている
39. 衣服の標徴が4個以上描かれてる
40. 描線がしっかりしている
41. 脚の関節，膝または股，あるいは両者が描かれている
42. 鼻と口に輪郭があり，唇が上下2枚描かれている
43. 頭，胴，足が横向きに正しく描かれている
44. 鼻腔が示されている
45. 顔貌が左右対称に描かれている
46. 顎の突出が描かれている
47. 不合理なく，和服の種類を描いている
48. 親指がその他の指と区別されている
49. 目の形以外はすべて誤りなく横向きになっている
50. 描線がいっそう進んで良好なもの，すっきりした線やデッサン風の線で描かれている

評価点は1点から50点になるが，1〜2は精神年齢2歳6月に相当し，評価点41以上は精神年齢13歳以上に相当する[15]。

【人物画による評価の例】

図5は夜間のもうろう状態を主訴として，大学病院小児科から紹介されて，精神科クリニックを受診した男児の人物画である。表3に示したように，評価点は32点で，精神年齢は9歳2か月で年齢が11歳10か月であることから，人物画による知能指数（IQ）は77である。

男児は幼少時から敏感であったが，周囲からの期待が強く，小学校に入学後には，父親が帰宅した後には必ず父親の前で正座して1〜2時間勉強させるような生活であった。小学校の低学年では常に成績が上位であったが，小学校4年生頃から上位の成績が維持できないようになった。このため，楽しみに参加していたスポーツ少年団にも参加させてもらえないようになり，土曜・日曜も父親の前で正座して勉強することを

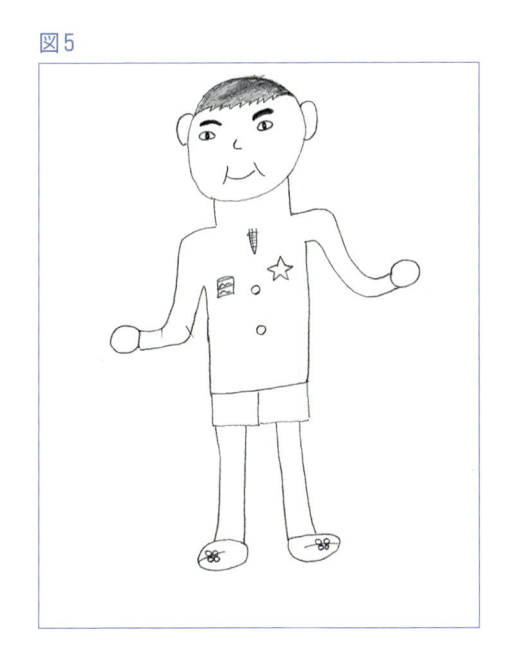

図5

表3 DAMの採点

1	○	11	○	21	○	31	○	41	×
2	○	12	○	22	○	32	×	42	×
3	○	13	○	23	×	33	○	43	×
4	○	14	○	24	×	34	○	44	×
5	○	15	○	25	×	35	○	45	×
6	○	16	×	26	○	36	○	46	×
7	○	17	×	27	○	37	○	47	×
8	○	18	○	28	×	38	×	48	×
9	○	19	○	29	○	39	○	49	×
10	○	20	○	30	○	40	○	50	×

命じられるようになった。受診時にははきはきとした対応をしたが，明らかに過統制の様子であった。描画でも，握りこぶしやつぐんだ口に怒りや敵意を無理に抑えようとしていることが表現されていた。また，人物が用紙の上端に近い位置に描かれていることは，不安を反映するものであり，右腕に2か所みられる不自然な切れ込みは自殺サインである。この人物画は，過剰な期待に応えるだけの知的能力がなかったために不適応に追い込まれてしまったことと，敵意を抑圧した，不安定な心理状態であることを反映していた。その後，家族に対する精神療法と，クライエントの精神療法（プレイセラピー）を継続し，家庭内で勉強を命じられることがなくなり，スポーツ少年団にも元気に参加するようになり，夜間のもうろう状態はほとんど消失した。

　図6はこどもが乱暴な態度をとると身体がすくんでしまうことを主訴として，精神科クリニックを受診した29歳の女性のこども（9歳の男児）の人物画である。このような場合に，こどもに，どの程度の情動と行動の障害があるのか，知的な理解力はどの程度であるのかを知る必要がある。このため，こどもと個別に面接し，その時に描画をしてもらった。表4に示したように，評価点は32点で，精神年齢は9歳2か月で年齢が9歳6か月であることから，人物画による知能指数（IQ）は96である。

母親は4人同胞の末子として出生したが，幼少時から母親に甘えた記憶がなく，いつも姉と比較されて叱られていた。中学校で男子生徒から執拗ないじめを受け，男子が苦手になり，女子高に進学した。高校卒業後は製造業に就職した。職場で夫と知り合い交際を始め，初めて男性とも一緒に行動できるようになった。交際中に妊娠が判明したが中絶を要

図6

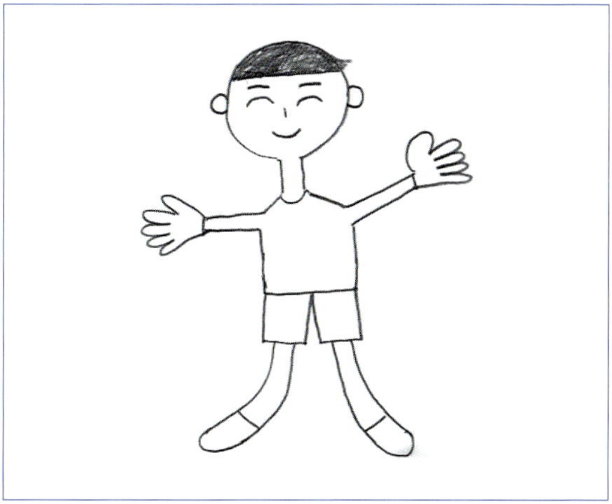

表4　DAMの採点

1	○	11	○	21	×	31	○	41	×
2	○	12	○	22	○	32	○	42	×
3	○	13	○	23	×	33	○	43	×
4	○	14	○	24	×	34	○	44	×
5	○	15	○	25	○	35	○	45	○
6	○	16	○	26	×	36	×	46	×
7	○	17	○	27	○	37	○	47	×
8	○	18	○	28	×	38	○	48	○
9	○	19	○	29	×	39	×	49	×
10	○	20	×	30	×	40	○	50	×

求され,「別れてこどもを育てよう」と決意した。両家のとりなしで結婚したが,こどもが泣くと夫が怒り,暴力をふるうため,泣かないでと祈るような気持ちで生活していた。夫がこどもにも暴力をふるうようになったことを契機に協議離婚した。離婚後,実家の近くで生活を始めたが,こどもが祖父母になつかず,些細なことで癇癪をおこしたり,姉のこどもをいじめたりするようになった。この頃から,こどもが乱暴な態度をとると,身体がすくんでしまったり,同じ部屋にいることにいたたまれなくなり,部屋の外に逃出してしまったりするようになった。また,こどもをかわいがれない自分を責めることも多くなった。現在の悩みがドメスティック・バイオレンスの後遺症であることを説明し,精神療法に導入した。症例は「自分が変われるところは変えてみたい」と治療目標への理解を示した。こどもとも面接した結果,明らかな情動と行動の障害は認められなかったが,父親の暴力が心的外傷になっていたことが判明し,図7のような家屋画から,家庭内で安心できないことが示唆された。このため,母親に対して,こどもが安心できないために乱暴な態度が出やすいこと説明し,こどもと目の高さを合わせて話すこと,誉め

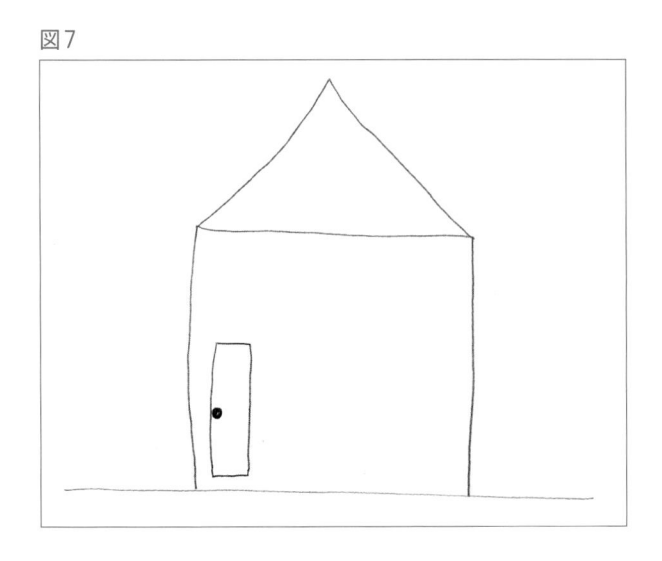

図7

る時には料理に旗を立てるなどわかりやすい形で示して誉めてみることを提案した。その結果,「自分の気持にゆとりがある時にはこどもも乱暴にならないことがわかりました」と理解を示すようになり,こどもの問題行動が減少した,母親もこころの安定を取り戻し,治療を終結できた。

【内容分析】

　家屋画では『屋根』,『壁』,『窓』,『扉』が構成上必須な部分である。同様に,人物画では『顔』,『首』,『身体と衣服』,『手』,『足』が必須部分であり,樹木画では『樹冠』,『幹』,『枝』,『根』が必須部分である。内容分析ではこれらの必須部分に省略や強調,描き直しや奇妙な表現があったかどうか,ある部分にだけ多くの時間を費やしていないかを検討し,特有のサインの持つ意味を検討する方法である。たとえば,窓も扉もない家屋画はひきこもりや外界との接触の拒否を示唆し,樹木画における幹の傷が外傷体験や援助を求める気持ちを示唆する。人物画では後ろに回した手は抑制を示唆し,握り拳が敵意を示唆する。

　重要な点は,これらの細部のサインにこだわるとかえって全体的評価が曖昧なものになったり,錯合したものになりやすいということである。形式分析,内容分析はあくまで全体的評価を補完・修正するものなのである。

【描画による診断】

　精神医学的な診断や治療戦略の決定は,あくまで臨床症状の聴取や身体的診察に基づいて行われるものであるが,心理アセスメントの結果は,診断や治療戦略の決定に補助的・補完的な役割を果たす[21]。描画によらず,どのような心理アセスメントを用いる場合でも,図8に示したような原則がある。すなわち,脳器質性障害,統合失調症,気分（感情）障害などの精神疾患には,認知・思考・感情・行動に明らかな障害が存在するため,これらの疾患に特異的な心理アセスメント所見が存在する。しかし,不安障害,適応障害,摂食障害などの,従来診断では心因性疾

図8 アセスメントの解釈と臨床診断

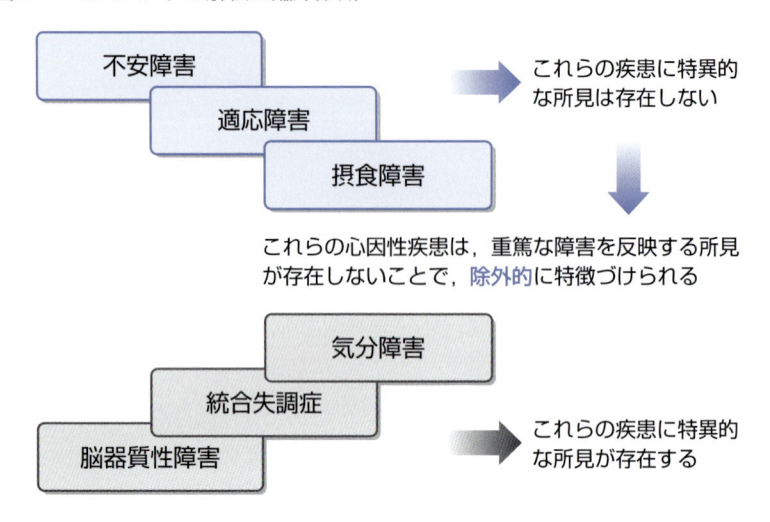

```
不安障害
  適応障害
    摂食障害       → これらの疾患に特異的
                    な所見は存在しない
```

これらの心因性疾患は、重篤な障害を反映する所見が存在しないことで、除外的に特徴づけられる

```
      気分障害
    統合失調症
  脳器質性障害       → これらの疾患に特異的
                    な所見が存在する
```

患に含まれるような精神疾患には，特異的な心理アセスメント所見は存在しないのである。言い換えれば，これらの心因性疾患は，重篤な障害を反映する所見が存在しないことで，除外的に特徴づけられるものなのである。

たとえば，摂食障害のクライエントの描画によくみられる特徴は，必ずしも摂食障害という診断を確実にするものではない。以下に描画診断に役立つように指標を提示するが，細部のサインにこだわると，かえって全体的評価が曖昧なものになったり錯合したものになりやすいことを理解した上で，使用すべきである。

●**不安の指標**●
1. 薄い線や破線
2. 消しゴムの頻回の使用
3. 樹木画における濃い陰影
4. 用紙の左上への描画（内向や受動性）
5. 樹木，人物の位置や地平線の上昇

●強迫性の指標●
1. 対称性へのこだわり
2. 樹木画での修飾や丁寧過ぎる葉の描写
3. 時間や出来ばえを気にする

●心的外傷の指標●
心的外傷は無意識的な自己像である樹木画に，以下のような形で表現される。このような表現は心的外傷の有無より，援助や理解を求める気持ちを反映していることが多い[21]。
1. 変形した枝
2. 傷跡，節穴，切り株
3. 幹の左側の凸凹
4. 普通の幹に1本線の枝

●統合失調症の指標●
統合失調症を他の疾患から確実に識別する描画上の特徴や指標というものは存在しない。統合失調症の描画表現の特徴をとりあげる場合には，ある描画の特徴が統合失調症のどのような障害を反映しているのかを明確にする必要がある。宮本は統合失調症の描画表現の特徴として，①人物像の表現に正面像が多い，②静止画が多く，運動性を欠く，③並列的・羅列的で，有機的関連に乏しい，④奥行きや広がりに乏しい，⑤抽象化・記号化の傾向をとりあげている。また，福島[10]は統合失調症の描画表現には，貧しく空虚で構成に破綻のあるものと，雄弁ではあるが，奇妙で共感が困難なものの両極端があるとしている。

しかし，これらの統合失調症の描画に特徴的とされている指標には，認知機能障害や思考障害を反映するもの，自我障害を反映するもの，幻覚や妄想などの病的体験を反映するものが混然と含まれており，描画診断の基準を曖昧にしていると言わざるを得ない。そこで，これらを整理すると以下のようになる[22]。

1. 貧しく空虚な描画，描画構成の破綻，奥行きや広がりに乏しい描画，

年齢や学歴に対して低い発達指標（樹木画における直交枝，空間倒置，人物画の必須部分の欠如）などは，認知機能障害を反映する。
2. 陰性症状が目立つクライエントでは，感情の平板化や貧困な思考内容を反映して，空虚さを感じさせる貧弱な描画（小さいサイズの樹木や人間）になりやすく，立体描写や遠近感を用いた描写は少ない。人物画は動きのないものになりやすく，棒人間（stick figure）がしばしば描かれる。棒人間は統合失調症に特異なものではないが，統合失調症以外のクライエントでは，棒人間が描かれても動きや説明が加えられることが多い。
3. 一般的には使用されない風変わりなシンボルの使用，抽象性への関心とその正反対の記号化などは概念形成と抽象的思考の障害を反映する。
4. 裸体や性的特徴の強調で示される抑圧の低下，敵意や攻撃性の強調（樹木画における，鋭く尖った枝，武器を持っている人物，敵意を直接的に表現している人物などは防衛操作の失敗を反映し，自我障害を示唆する。しかし，欧米とは異なり，統合失調症のクライエントが裸体や敵意の直接的表現を示す頻度は低い。
5. 身体や衣服を描いた輪郭線が切れていたり，樹木画が不連続な輪郭線で描かれたりすることは自我境界の弱化を反映する。また，地平線の下に根を描いた樹木画は，自我境界の弱化，衝動性を示唆する。
6. 芸術的なデフォルメや抽象的表現とは全く異なる，歪んだ，不恰好な人物や樹木画によって示される現実感覚の障害などは自我障害を反映する。
7. 高い頻度ではないが，耳を強調した人物（被害妄想や幻聴），鍵を強調した家やガラスばりの家屋（被害妄想）など，幻覚や被害妄想などの病的体験を反映する描画表現がみられることがある。
8. 窓も扉もない家屋画や樹木画における空白の幹や地平線の欠如は，ひきこもりや外界との接触の拒否を反映する。
9. 治療経過による描画の変化をみた場合[23]，慢性期のクライエントほど，描画が劇的に変化することは少なく，臨床的に改善がみられた場

合でも，貧しく空虚で，奥行きや広がりに乏しい描画が示されやすい。一方，臨床的に改善がみられた場合，急性増悪期に示された自我境界の弱化や病的体験を反映する描画表現は消失することが多い。

● うつ病の指標 ●

うつ病を他の疾患から確実に識別する描画上の特徴や指標は存在しない。抑うつ気分や自己評価の低下を反映する指標や不安を反映する指標，思考の固さや柔軟性のなさなどのパーソナリティを反映する指標が混在して示される可能性がある。大森は，フリートリヒの絵画を分析し，細部にいたる丁寧で几帳面な描きこみやシンメトリーの強調がパーソナリティ特徴を反映し，描画時間の延長，作品の未完成，色彩の減少，画面の空白，弱く勢いのない筆圧，勢いがなく細い描線などの特徴が抑うつ状態を反映する病的特徴であると指摘している。さらに，絵画内容の分析から，生命の枯渇，成長や発展の停止，無人の世界，人間不在，冷たく硬くさえぎるものとしての門や壁，不吉・不安な象徴的存在などの特徴を指摘している[13]。

また，うつ病のクライエントは，元来の思考の固さや柔軟性のなさで特徴づけられるパーソナリティのために，描画そのものが苦手であることが多い。このため，抑うつ気分が強い時期でなくても，描画の課題が適応しにくいことがある。これに対して，躁うつ病のクライエントは感情表現が豊かなことが多く，描画に抵抗を示すことは少ない。このため，躁うつ病では，描画から治療経過による気分の変化を評価することは容易である。

うつ病に特徴的といわれている描画上の特徴には以下のようなものがある[21]。

1. サイズが小さい樹木や人物画が描かれやすい。用紙の余白が多い（抑うつ気分や自己評価の低下）。
2. 弱々しい筆致（エネルギーの低下）。
3. 立体描写が少ない（神経症的な抑うつ状態ではむしろ多い）。
4. 元来の思考の固さや柔軟性のなさを反映して抽象的な表現が少なく，

具象的な表現が多い。神経症的な抑うつ状態では，抽象的な表現が多くなることがある。
5. 樹木画での枝や幹のふくらみとくびれ（うっ屈した感情を反映する）。
6. 樹木画における，鋭く尖った枝（敵意や攻撃性）。
7. 樹木画での空白の幹や地平線の欠如（ひきこもり，現実への関心の低下）。
8. 地平線の上昇や用紙の上に描かれた人物（不安の指標）。
9. 左に傾斜した木や左を向いた人物（内向）。
10. 治療経過により，描画の構成，内容，筆致などに変化が反映されやすい。
11. 年齢や学歴に対して低い発達指標（樹木画における直交枝，空間倒置，人物画の必須部分の欠如など）がしばしば示される。このような特徴が，心的エネルギーの低下によるものか，器質的な障害の存在を示唆するものかを簡単に弁別することはできないが，治療経過による変化がみられないほど，後者の可能性が高くなる。

●器質性障害の指標●

描画は器質性障害の診断に直接役立つものではない。しかし，他の疾患における特徴と混同しないために，器質性障害でみられやすい特徴は把握しておく必要がある。
1. 描画に長い時間をかけるが，構成は貧弱なものになりやすい。
2. 1本線の木のような，幼稚な描画。
3. 部分への固執と必須部分の省略。
4. 全般に筆圧が強い。
5. 強い傾斜が示されることがある。

●不安障害の指標●

不安障害は大まかな意味で現実検討機能は健全で，社会的な基準を積極的に逸脱することはないと定義される障害である。このため，不安障害の描画は，以下のように除外的に特徴づけられるものなのである。

1. 統合失調症にみられるような認知機能障害や思考障害を反映する指標が示されることはなく，描画の構成度は比較的に高い。空想的・抽象的な表現がされることもあるが，奇異な印象を与えることはなく，正常心理で理解可能な内容である。
2. 描画時間の延長，作品の未完成，色彩の減少，画面の空白，弱く勢いのない筆圧，勢いがなく細い描線など，抑うつ状態を反映する病的特徴が示されることはない。色彩を使用した場合には，丹念な塗り込めやはみ出しは少なく，輪郭線に沿って，丁寧で細心な色付けがされることが多い。
3. 敵意の直接的表現，裸体や性的特徴の強調，地平線の下に根を描いた樹木画などの自我障害を反映する特徴が示されることはない。
4. 治療経過による描画の変化は，正常心理で理解可能な構成や内容で示されるために，クライエントの心理状態や行動様式の変化を理解しやすい。

●自殺サイン●

描画の未完成，人物画の輪郭に切れこんだ線などが自殺行動の予告徴候として示されることがある。石川[24]は自殺者や自殺企図者が一定の期間で描いた絵画を観察すると，従来のパターンの突然の変化，つまり「不連続」として観察される変化が認められる時期があり，たとえ描画に自殺に関連したイメージを有していなくても，変化が生じた時期と自殺行動が生じた時期が一致していると述べている。不連続には以下のようなものがある。

形態の不連続
- 未完成サイン（塗り残し部分，目鼻のない顔，首のない人物画など）
- 棒人間（stick figure）の出現
- 自己像の退縮や樹木画の変化
- 表現が抽象的・象徴的になるにつれて危険度・緊急度が高い

色彩の不連続
- 衝動・情熱を表現する「赤」と死を表現する「黒」の2色が占める割合が高い描画

描画態度の不連続
- 絵画セッションへの不参加
- 筆勢の低下
- 塗り込め・強いタッチ（攻撃性のあらわれ）
- 度重なる修正
- 作品の破り捨て

　上西ら[25]は治療中に自殺を図った，うつ病症例の絵画を検討し，赤と黒の占める割合が高くなる色彩の不連続と激しい攻撃性によって示される描画態度の不連続が，自殺企図の3日前の描画に表現されており，前後の絵画の特徴とは明らかに異なるものであったと報告している。

【家族画の解釈】

　家族画の解釈には絵そのもの，描画過程の観察，描画後のインタビューという3つの情報源が重要である[26]。描画過程の観察では各家族成員を描く順序，特定の人物像を描く時にかかる手間やその人物像に取り掛かる際のためらいや中断を見守る。描画後のインタビューでは，描かれた各人物の性，年齢，役割，どの人物が好きか嫌いかを説明してもらうが，その後に治療者が思いついた質問を加えてもよい。
　高橋[26]によれば，家族画にはクライエントが明確に意識しており言語でも表現できる水準，漠然と感じているが言葉では明確に表現できない水準，全く意識していない水準の情報が示される。したがって，解釈をする場合は，どの水準の情報が描画に示されているかを正確に把握し，クライエントが抱いている家族像を理解することが重要である。
　動物家族画は人物を用いて家族画を描いた場合と同様に家族関係の本質を浮き彫りにできるといわれる[19]。また，動物への比喩は緩衝材の役

割を果たすため，家族間の問題を深刻にならずに話し合うことができ，家族治療への導入として用いることができる。

【動的家族画の解釈】

動的家族画は「家族で何かしているところを描く」という課題である。加藤[27]によれば，学童期の普通児では，父親像はテレビを見る，新聞を読む，タバコを吸うなどの家庭内での安息や休養が表現されることが多く，母親像はそれに加えて，料理・裁縫などの家事をしている姿が表現されることが多い。同胞はスポーツ，ゲーム，読書をしている姿として描かれ，家庭を温かい団欒と認識していることが反映される。これに対して，問題群や臨床群では，仕事をしている父親，掃除をしている母親，勉強をしている自己像や同胞像などが主題として示され，家庭を温かい団欒の場と認識できていないことが反映されやすい。また，自分と家族の間に障壁を描いたり，区分化して描いたりすることは，家族内の対人関係の不安定さを反映する。寝床などで包囲して描くことは問題群に多い描画特徴であり，2人を一緒に包囲して描くことは両者の間に密着した関係を示唆する。

動的家族画の解釈には，石川[18]によって以下のようなポイントが指摘されている。

1. 家庭内での重要な人物像の隣に自己像が描かれた場合には，その人物に好意を抱き，接近や注目されたい願望を持っていると解釈される。
2. ある家族員や家族全員と離れて自己像が描かれる場合には，離反の欲求がありながら現実の家庭状況ではそれが実行されないことを示すと解釈されるが，情緒的萎縮，抑うつ，自己受容の乏しさ，家族からの拒否，対人関係の技術の乏しさを反映しているという解釈も可能である。
3. 自己像が両親の間に描かれている場合は，過保護であったり両親の愛情を獲得したい欲求を持っていたりすることを反映していると解釈される。
4. 人物を描く順番は，家族の中の相対的な重要度や家庭内での自己概

念を反映する。年齢順に描かれるのが一般的である。
5. 人物の間の距離が近いことは，その人物との接近，同一視，依存といった肯定的感情を反映すると解釈される。人物の間の距離が遠いことは，回避，離反，敵意といった否定的感情を反映すると解釈される。

【描画解釈のポイント】

　描画を評価する際には，クライエントが表現しようとしたものに接近しようとする姿勢で，じっくりと絵に対面することが重要である。先にも述べたように，描画の形式分析と内容分析は，あくまで全体的評価を補完・修正するものなのである。また，描画の解釈に絶対的な正解というものはありえない。このため，描画の解釈を絶対視せず，臨床像や他の心理アセスメントの結果と比較・対照しながら，クライエントの内的世界の理解を進めようとする姿勢が重要である。さらに，描画の解釈は，臨床像や他の心理アセスメントの結果と矛盾したり，不一致を示したりすることがある。このような場合に，いずれが正しいのかと考えてしまうような二者択一に陥ると，誤った理解やそれに基づく誤った治療的関与をしてしまうことになりやすい。このような場合には，矛盾や不一致を示すことが，クライエントの問題や病理性を反映していることを念頭において，理解を進めてゆこうとする姿勢が求められるのである。
　課題画の解釈の詳細に関しては，表5に提示した著書を参考にされたい。

表5　描画テストの参考文献

人物画	マコーバー著，深田尚彦訳，『人物画への性格投影』，黎明書房（1974） 小林重雄著，『グッドイナフ人物画知能検査ハンドブック』，三京房（1977）
樹木画	コッホ著，林勝造他訳，『バウム・テスト』，日本文化科学社（1970） 林勝造他著，『バウム・テストの臨床的解釈』，日本文化科学社（1973）
HTP	高橋雅春著，『描画テスト入門』，文教書院（1974）
S-HTP	三上直子著，『S-HTP法』，誠信書房（1995）
KFD	カウフマン著，加藤孝正訳，『こどもの家族画診断』，黎明書房（1975）

4 描画解釈における著者らの試み

　課題画法であれ，自由画法であれ，描画表現はクライエントのパーソナリティ，心理状態，内的葛藤などのさまざまな情報をもたらしてくれる。これらの情報は治療者にとって極めて重要なものである。しかし，描画の解釈では，あるクライエントの描画表現に対する解釈が，別のクライエントの描画表現を解釈しようとする際に，そのまま適用できないこともある。このような問題点を解消するためには，いくつかの方法で調査を行う必要がある。第1は，治療経過によって描画の構成や内容がどのように変化し，それらの描画上の変化が臨床症状の改善とどのように対応するかを調査することである。第2は，描画の構成や内容の評価が他の投影法の心理検査による評価と，どのように対応するかを調査することである。さらに，第3として，描画表現は精神医学的な鑑別診断の参考資料として用いられることがあるため，不安障害とうつ病では描画表現やその変化のパターンにどのような差異があるのか，うつ病のパーソナリティ（病前性格）の違いによって，描画表現やその変化のパターンにどのような差異があるのかを明らかにすることも重要な課題である。このような観点から行った著者ら[28]の調査結果を以下に紹介し，解説を加える。

a 治療経過による絵画の変化

　治療経過によって描画の構成や内容がどのように変化し，それらの描画上の変化が臨床症状の改善とどのように対応するかを，2つの課題画法をとりあげて調査した。使用した課題画法は「雨中人物画」と「集団と私」で，表6, 7のような段階評価を行った。「雨中人物画」は，雨をストレス，傘を防衛ととらえて，パーソナリティ構造や自我の強さを測定しようとする目的で用いられる課題画法である。集団と私は対人関係の認識や社会的ストレスの認識を評価する目的で用いられる課題画法で，「雨中人物画」と同様に浜松医大精神科病棟における絵画療法の中で定期的に繰り返して施行していたものである。

表6　雨中人物画の評価項目

項　目	解釈仮説	評　　価
描画の構成	構成度が高いほど観念的に豊か	①用紙の一部に人物だけが描かれている ②用紙の全部を使用しているが，構成は平面的 ③用紙の全部が用いられ，三次元的に構成されている
色彩の使用	色彩の使用が多いほど，感情表出が豊か	①鉛筆画，もしくは単色のクレヨンの使用 ②2～4色のクレヨンを使用 ③5色以上のクレヨンを使用
人物の位置	用紙の中心に人物が描かれていれば，自己概念が安定している	①用紙の左半分に人物が描かれている ②用紙の右半分に人物が描かれている ③用紙のほぼ中心に人物が描かれている
人物の構成	構成度が高いほど観念的に豊か	①線画で人物が描かれている ②平均的なディティール ③詳細なディティールで描かれている
人物の運動	運動が明確なほど，意欲や活動性が高い	①静止した状態にみえる ②静止した状態だが，動きを感じさせる他の表現がある ③主体的な運動が感じられる
雨　の　量	雨が多いほど，ストレスを強く感じている。不安の強さの指標	①小雨もしくは，用紙の一部に雨が描かれている ②紙の全体に雨が描かれている ③用紙の全体に多量の雨が描かれているか，雷雨の表現
傘の大きさ	傘が大きいほど，防衛意識が強い	①傘が描かれていないか，閉じられている ②人物の幅の2倍程度に傘が描かれている ③人物に比して，明らかに大きな傘が描かれている
傘以外の雨具	雨具が多く描かれているほど，防衛意識が強い	①なし ②レインコート，長靴のいずれかが描かれている ③レインコート，長靴，その他の2種以上の雨具が描かれている
人物のいる場所	屋内やひさしの下にいる人物の表現は，受動性や依存性を反映する	①屋外 ②家のひさしや木の下 ③屋内や自動車の中
地平線の上昇	不安の強さの指標	①なし ②どちらともいえない ③あり
水たまりの表現	依存性や未熟さの指標	①なし ②あり

【対象と方法】

　対象は，浜松医大精神科で入院治療を受けた不安障害の症例50例（男性39例，女性11例，平均年齢30.7±6.5歳）とうつ病の症例30例

表7 集団と私の評価項目

項　目	解釈仮説	評　　価
描画の構成	構成度が高いほど観念的活動性が豊か	①用紙の一部に人物だけが描かれている ②用紙の全部を使用しているが，構成は平面的 ③用紙の全部が用いられ，三次元的に構成されている
描画の内容	抽象的表現は観念的傾向を反映する	①抽象的表現 ②具体的・現実的表現
色彩の使用	色彩の使用が多いほど，感情表出が豊か	①鉛筆画，もしくは単色のクレヨンの使用 ②2～4色のクレヨンを使用 ③5色以上のクレヨンを使用
場面設定	主人公（自分）が集団と協調しているほど，対人認知は安定している	①（自分）が集団と無関係か対立している ②主人公（自分）は集団と協調しているが，集団は家族に限定されている ③主人公（自分）が集団と協調している
集団との関係	孤立は敏感さやひきこもりを反映する	①集団からの孤立が表現されている ②どちらともいえない ③集団からの孤立が表現されていない
主人公の位置	用紙の中心に描かれていれば，自己概念が安定している	①用紙の右半分に主人公（自分）が描かれている ②用紙の左半分に主人公（自分）が描かれている ③用紙のほぼ中心に主人公（自分）が描かれている
主人公の運動	運動が明確なほど，意欲や活動性が高い	①静止した状態にみえる ②静止した状態だが，動きを感じさせる他の表現がある ③主体的な運動が感じられる

（男性17例，女性13例，平均年齢35.5±5.9歳）である。方法は，入院時と退院前に施行した「雨中人物画」と「集団と私」を表6, 7に示したように数量的に評価し，評価得点の変化を統計的に検討した。うつ病の症例のハミルトンうつ病評価尺度の得点は，入院初期に課題画法を施行した時点で，7点から18点で平均12.5点であり，重篤な抑うつ状態の症例は含まれていない。

【結果と考察】

「雨中人物画」では，不安障害群の退院前の描画は入院時の描画と比較して，描画の構成（$p<.01$），色彩の使用（$p<.01$），人物の構成（$p<.01$），人物の運動（$p<.01$）の各項目で得点が有意に増加し，雨の量と地平線の上昇の項目で得点が有意に減少していた。うつ病群の中で，メランコ

リー親和型のパーソナリティ特徴を示す，うつ病症例（メランコリー群）では，退院前の描画は入院時の描画と比較して，描画の構成（$p<.01$），色彩の使用（$p<.01$），人物の構成（$p<.01$）の各項目で得点が上昇し，雨の量（$p<.05$）と地平線の上昇（$p<.05$）の項目で得点が有意に減少していた。これに対して，うつ病群の中でも几帳面，頑固，徹底的という執着性格の性格特徴を示す群（執着性格*群）では，退院前の描画は入院時の描画と比較して，描画の構成（$p<.05$），色彩の使用（$p<.01$），人物の位置（$p<.05$），人物の構成（$p<.01$），人物の運動（$p<.01$），傘以外の雨具（$p<.001$）の各項目で得点が有意に増加し，雨の量（$p<.01$）と地平線の上昇（$p<.05$）の項目で得点が有意に減少していた。

> **執着性格（執着気質）** 下田の記載によれば，性格特徴として，仕事熱心，凝り性，徹底的，几帳面，強い正義感や義務責任感，ごまかしやずぼらができないなどで，他人から確実人として信頼され，模範社員，模範軍人とほめられている人である。執着性格は，真面目，几帳面という強迫性と頑固，徹底的という感情興奮の異常な持続性で定義づけられ，躁うつ病の病前性格として理解されている。

このように，不安障害群，メランコリー群，執着性格群に共通した描画の変化は，描画の構成度が高くなること，使用される色彩が多くなること，描かれた人物像の構成度が高くなること，人物が明確な運動をともなって描かれるようになること，雨の量が少なく描かれ，地平線の上昇がみられにくくなることであった。このことから，「雨中人物画」では心理的・精神的な安定がもたらされると描画の表現が豊かになり，色彩も多く使用されるようになることが示唆された。また，地平線の上昇がみられにくくなっていることから，不安が軽減していることが，雨の量が少なく描かれるようになることから，ストレスを強く感じないようになることが示唆された。

さらに，執着性格群では傘以外の雨具が描かれることが多くなり，画面の中央に人物が描かれるようになることが示された。傘以外の雨具が描かれることは，執着性格群の現実指向性の高さを反映するものと解釈できるが，一般的には，抑うつ状態の改善とともに防衛がより確固とし

たものになって自己概念が回復したことが反映されたと解釈するべきであろう。また，積極的な自己主張が可能になると解釈された。

「集団と私」では，入院時と退院前の評価得点の変化に疾患やパーソナリティによる差異が認められた。不安障害群の退院前の描画では入院時の描画と比較して，色彩の使用（$p<.01$），場面設定（$p<.01$），主人公の運動（$p<.05$）の項目で有意に評価得点が上昇し，集団との関係（$p<.01$）の項目で評価得点が有意に減少していた。この結果から，不安障害群では心理的・精神的な安定がもたらされると，「集団と私」の上で，色彩が多く使用されるようになり，ひきこもりや集団からの孤立が表現されなくなることが示された。

メランコリー親和型のパーソナリティ特徴を示すうつ病症例（メランコリー群）では，不安障害群と類似した評価得点の変化のパターンを示した。すなわち，メランコリー群の退院前の描画は入院時の描画と比較して，場面設定（$p<.001$），主人公の位置（$p<.01$），主人公の運動（$p<.01$）の各項目で有意に評価得点が上昇し，集団との関係（$p<.01$）の項目で有意に評価得点が減少していた。このことから，メランコリー群では，心理的・精神的な安定がもたらされると，「集団と私」の上で自己概念が安定し，能動性や活動性が高くなり，ひきこもりや集団からの孤立は表現されなくなることが示唆された。メランコリー群の入院当初の「集団と私」では，ほとんどの描画で集団と主人公が無関係に描かれており，集団からの孤立感が表現されていた。これに対して，退院前の描画では，ほとんどの描画で集団と主人公が協調的な行動をしている場面が描かれており，集団からの孤立感ほとんど表現されていなかった。メランコリー親和型性格[*]のクライエントでは他者への配慮を優先し秩序にこだわるという心理的特徴の背景に，対人過敏性が存在していることが指摘されている。しかし，今回の結果から，メランコリー群では抑うつ的な気分によって，対人過敏性や孤立感がより強調されると解釈できた。

これに対して，執着性格群では退院前の描画は入院時の描画と比較して，描画の構成の項目（$p<.05$）で評価得点が有意に増加していたが，それ以外の項目では評価得点の有意な変化は認められなかった。このこ

とは，元来能動性や活動性が高く対人認知も安定している執着性格群では，ひきこもりや集団からの孤立などを示すことがないために，不安障害やメランコリー型の性格特徴のうつ病にみられたような変化が示されなかったと解釈できる。

| メランコリー親和型性格 | テレンバッハのいうメランコリー親和型性格は，仕事上の几帳面さ，入念さ，良心的な義務責任感とならんで，周囲への気配りを優先させる対他配慮性と受動性や回避性などの弱力優位性で定義づけられる。また，他人に尽くすという対他配慮性の背景に対人関係での敏感さが存在することが少なくない。 |

b 描画の評価と他の投影法による評価の対応性

描画法と並んで，投影法の代表的な検査法であるロールシャッハ・テスト*(R-T)をとりあげ，描画の構成や内容の評価がR-Tによる心理学的機能の評価，ソシオメトリック・テストによる評価と，どのような対応を示すかを検討した。

【対象と方法】

対象は，浜松医大精神科で入院治療を受けた不安障害の症例50例（男性39例，女性11例，平均年齢30.7±6.5歳）とうつ病の症例30例（男性17例，女性13例，平均年齢35.5±5.9歳）である。方法は，ほぼ同時期に施行したR-Tの一般的な評価項目と，「雨中人物画」と「集団と私」の2つの課題画法の評価との相関を検討した。また，対象には簡単なソシオメトリック・テストを実施し，この結果と「集団と私」の評価項目との相関を検討した。ソシオメトリック・テストは，「一緒にいると楽しい人」と「一緒にいるのが苦手な人」を各3名まで連記してもらう方法をとり，個人が「一緒にいるのが苦手な人」と評価された数と「一緒にいると楽しい人」と評価された数の関係を，他者からの評価として，いずれも無得点，否定的選択が優位，両者が同数，肯定的選択が優位の4段階に評価した。また，個人が「一緒にいるのが苦手な人」を書いた数を，排斥数として0-4の4段階に評価した。

| ロールシャッハ・テスト | ロールシャッハ・テストはヘルマン・ロールシャッハ（1884-1922）が創案した検査で，10枚の図版（インクブロット）を順番に手に持って見てもらい，『何に見えるか，何に似ているか』を言ってもらう。次に，最初から図版を提示してどのような特性から反応を連想したかを説明してもらう。解釈は認知・思考様式，防衛の特性と情動の統制，対人認知の各側面に分けて行う。
　　認知・思考様式の評価：漠然とした全体反応の繰り返し，図版の図と地の区別が不明確な反応，『蝶と蛙が合体したような生物』のような異なる概念の混交は認知障害を反映し，器質的障害や慢性化した統合失調症で認められる。特異な内容や意味づけがされる場合には判断や理由づけに障害があり，主観的な判断や妄想的な解釈をしやすいことが示唆される。
　　防衛の特性と情動の統制の評価：刺激の強い図版でどの程度の情緒的混乱を生じ，どのような感情が表出されたか，刺激が弱い図版でどの程度回復したかを検討することで情動の統制が評価できる。色彩図版で不快感の表明や情緒的混乱，課題解決の効率の低下を示す色彩ショックは不安状態に対応し，陰影図版で情緒的混乱や課題解決の効率の低下を示す陰影ショックは抑うつ状態に対応するが，情緒的混乱の強い場合には色彩ショックと陰影ショックが共に示されることが多い。また，色彩ショックや陰影ショックを生じやすい図版での反応様式や内容から，抑圧，否認，知性化，投影などの被験者の用いやすい防衛機制を評価することができる。
　　対人認知の評価：人間像の内容，人間運動反応の内容から対人認知の特性や共感能力が評価できる。たとえば，肯定的・協調的な内容の人間運動反応が示されることは対人関係を形成し，適切に維持してゆく能力（inter-personal skill）が保持されていることを反映するが，人間運動反応の数が多くても，「兎がダンスしている」のような擬人化や漫画の主人公などの非現実的表象が多いことは，現実の対人関係への違和感や空想への回避傾向を示す。また，正面向きの顔の反応（face反応）は対人関係での敏感さを示すが，対人関係への不安が強い場合には，「鋭い目でにらんでいる」のように内容が脅威感・被害感を含むものになりやすい。さらに混乱の強い状態では，「自分を狙っている」のような妄想的な解釈をともなう病的な反応になることがある。|
|---|---|

【結果と考察】
　R-Tの評価項目と雨中人物画の評価項目の得点に関して相関係数を検討した結果，以下のような相関関係が認められた。

1. 雨中人物画の『描画の構成』の評価得点とR-T上でパーソナリティの統合水準を測定する指標であるBRS（Basic Rorschach Score）の得点に有意な正の相関（r＝0.32，p＜.05）が認められた。このことから，雨中人物画における構成度の高さは，R-Tで評価されるパーソナリティの豊かさと対応することが示唆された。
2. 雨中人物画の『傘の大きさ』の得点とR-Tの人間運動反応の数との間には有意な負の相関（r＝－0.28，p＜.05）が認められた。このことから，傘を大きく描くことは人間運動反応が少ないことと対応し，パーソナリティの硬さや防衛意識の強さを反映していることが示唆された。
3. 雨中人物画の『人物のいる場所』の得点とR-Tの作話反応の数との間には有意な正の相関（r＝0.41，p＜.01）が認められ，非現実的表象の数の間には有意な正の相関（r＝0.35，p＜.05）が認められた。R-T上で作話反応が多いことは主観的判断をしやすいことを示唆し，漫画の主人公などの非現実的表象が多いことは，空想的傾向や現実回避的な傾向を示唆する。このことから，人物を雨に直接あたらない場所に描くことは，R-Tで評価される主観的判断をしやすいことや空想的傾向や現実回避的な傾向と対応することが示された。
4. 雨中人物画の『水たまりの表現』はR-Tの口唇期的内容（食べているなどの運動や食物の反応）の反応との間に有意な正の相関（r＝0.52，p＜.001）が認められた。このことから，水たまりの表現はR-Tで測定される依存性やパーソナリティの未熟さと対応することが示された。

次に，R-Tの評価項目と「集団と私」の評価項目の得点に関して相関係数を検討した。その結果，以下のような相関が認められた。
1. 集団と私『描画の構成』の得点とR-T上で思考の固さの指標である動物反応の割合（A%）に有意な負の相関（r＝－0.30，p＜.05）が認められた。このことから，描画の構成が貧弱なことは，R-Tで測定される思考の固さと対応することが示された。

2. 集団と私の『描画の内容』とR-Tの総反応数（r＝－0.27, p＜.05），図版の濃淡刺激への分化した感受性（Fc+FK）の数（r＝－0.26, p＜.05），知性化の傾向を反映する芸術反応や象徴反応の数（r＝－0.25, p＜.05）との間に有意な負の相関が認められた。このことから，描画の内容が抽象的であることは，R-Tで測定される感受性の繊細さや知性化の傾向と対応することが示された。
3. 集団と私の『色彩の使用』R-TにおけるBRSの得点に有意な正の相関（r＝0.34, p＜.05）が認められた。このことから，色彩が多く使用されることは，R-Tで評価されるパーソナリティの豊かさと対応することが示された。
4. 集団と私の『場面設定』とR-Tの上で対人過敏性を反映する正面向きの顔（Face）の反応の数との間に有意な負の相関（r＝－0.41, p＜.01）が認められた。また，集団と私の『集団との関係』とR-TのFace反応との間に有意な正の相関（r＝0.37, p＜.05）が認められた。このことから，集団と主人公が無関係であるような表現や，集団からの孤立が表現されていることは，R-Tで測定される対人過敏性と対応することが示された。

次に，ソシオメトリック・テストと「集団と私」の評価項目の得点に関して相関係数を検討した。その結果，以下のような相関が認められた。
1. ソシオメトリック・テストの他者からの評価と抽象－具象という描画の内容の評価得点との間には，有意な正の相関（r＝0.35, p＜.01）が認められた。
2. ソシオメトリック・テストの排斥数と描画の構成の評価得点との間には，有意な負の相関（r＝－0.31, p＜.05）が認められた。

この結果から，描画表現が具象的・現実的な場合にはソシオメトリック・テストで他者から肯定的な評価を受けやすいこと，描画の構成が高いほど，ソシオメトリック・テストで他者を排斥する数が少ないことが示唆された。

このことは，具象的・現実的な描画表現をできるようなクライエントは，日常生活の中でも他人に感情や考えを的確に説明できるために，他人から「一緒にいると楽しい人」という肯定的な評価をされやすいことを示しているのであろう。また，構成度が高い描画をするような観念的な活動性の高いクライエントは，他人が自分の価値基準にあわなくても，他人への配慮から，「一緒にいるのが苦手な人」と排斥することを積極的にしないことを示しているのであろう。
　一方で，「集団と私」における場面設定や集団からの孤立の評価項目は，ソシオメトリック・テストで他者から肯定的な評価を受ける程度とは一致しなかった。言い換えれば，自己表現である描画から，対人認知のパターンや共感能力は評価できても，現実場面において対人関係を円滑に遂行する能力までは評価できないという限界が示されたということである。

C 不安障害とうつ病の描画特徴

　課題絵画のうち，「雨中人物画」では不安障害群とうつ病群の間で，入院時の描画においても，退院前の描画においても，評価得点の差異はわずかであった。入院時の『雨中人物画』において，執着性格群はメランコリー群より主人公の運動（$p<.05$）の項目で有意に評価得点が高く，執着性格群は不安障害群より傘の大きさ（$p<.01$）の項目で有意に（$p<.05$）得点が高かった。さらに，メランコリー群のみで退院前の描画において人物の運動の項目で評価得点の増加がみられなかった。このことは，執着性格群はメランコリー群よりも能動性・活動性が高いこと，執着性格群は不安障害群より防衛意識が強いことを反映しているが，「雨中人物画」は不安障害とうつ病を鑑別することやうつ病のパーソナリティの相違を識別するにはあまり有用ではないといえる。
　これに対して，『集団と私』では疾患による特徴が明らかであった。不安障害群では執着性格群と比較して，描画の構成（$p<.05$）の項目で有意に評価得点が高く，主人公の運動（$p<.05$）の項目で有意に評価得点が低かった。また，執着性格群はメランコリー群と比較して，色彩の

使用（p＜.05），主人公の運動（p＜.01），場面設定（p＜.05）の各項目で有意に評価得点が高く，集団との関係（p＜.01）の項目で有意に評価得点が低かった。

　このことから，不安障害群では「集団と私」の描画に，観念的な活動性や想像力が豊かな一方で，能動性や活動性が不足することが反映された。執着性格群では対照的に，能動性や活動性が高く対人認知が安定しているが，思考が固く，観念的な活動性や想像力の豊かさには不足があることが反映されたと。メランコリー群では，「雨中人物画」と「集団と私」の描画に，受動的で敏感なパーソナリティ特性が反映された。このことは，対人関係の認識や社会的ストレスの認識を評価する「集団と私」は，不安障害とうつ病を鑑別することやうつ病のパーソナリティの相違を識別する手法として有用であるといえる。

　これらの結果から，課題絵画にはそれぞれ特性があり，パーソナリティ構造や自我の強さを測定しようとする「雨中人物画」は，一般的な状態像の変化を継時的に評価する手法として有用な課題画であることが示唆された。一方，対人関係の認識や社会的ストレスの認識を評価する「集団と私」は，パーソナリティ構造の相違を識別することに有用性を発揮する課題画であるといえる。

d 課題画法の意味づけと利用法

　「雨中人物画」は，雨をストレス，傘を防衛ととらえて，パーソナリティ構造や自我の強さを測定しようとする課題画である。しかし，調査結果からは，それほど単純な解釈ができない課題画であることが示唆された。

　描画を評価する際に，状態像の変化に伴って評価得点が変化する項目と，状態像が変化しても評価得点が変化しない項目があった場合，後者がよりパーソナリティ特性を反映する指標であると解釈できる。「雨中人物画」では，描画の構成，色彩の使用，人物の構成，人物の運動，雨の量，地平線の上昇，人物の位置，傘以外の雨具の各項目は状態像の変化に伴って評価得点が変化しており，人物のいる場所と水たまりの表現

の各項目は状態像が変化しても評価得点が変化しなかった。このことから，「雨中人物画」の評価項目で，人物のいる場所と水たまりの表現は，パーソナリティ特性を反映するものといえる。これに対して，描画の構成，色彩の使用，人物の構成，人物の運動，雨の量，地平線の上昇，人物の位置，傘以外の雨具の各評価項目は，心理状態の変化を反映するものといえる。また，入院時の描画においても，退院前の描画においても，不安障害群とうつ病群の間で評価得点の差異はほとんど認められなかった。このことから，「雨中人物画」は，一般的な状態像や心理状態の変化を継時的に評価する手法として有用といえる。

「集団と私」は対人関係の認識や社会的ストレスの認識を評価する目的で用いられる課題画法である。「集団と私」では入院時と退院前の評価得点の変化に疾患やパーソナリティによる差異が認められた。不安障害群では，心理的・精神的な安定がもたらされると，「集団と私」の上で，色彩が多く使用されるようになり，ひきこもりや集団からの孤立が表現されなくなることが示された。メランコリー親和型のパーソナリティ特徴を示す，うつ病症例では不安障害と類似した変化のパターンを示した。すなわち，心理的・精神的な安定がもたらされると，「集団と私」の上で自己概念が安定し，能動性や活動性が高くなり，ひきこもりや集団からの孤立は表現されなくなることが示された。これに対して，元来能動性や活動性が高く，対人認知も安定している執着性格群では，入院当初からほとんどが集団と主人公が協調的な内容の描画をしていた。このことは，「集団と私」が対人認知のパターンからパーソナリティ特性（病前性格）を評価する手法として有効なものであることを示している。

また，メランコリー群では，抑うつ的な気分によって，対人過敏性や孤立感がより強調されると解釈された。このように，1回の描画から多くのことがらを把握することは困難である。このため，課題画を解釈する場合には，状態像の変化に伴って変化しやすい特徴と，変化しにくい特徴をよく見きわめて評価してゆく必要がある。

5 描画解釈の実際

　ここでは，著者が治療的に関与したか，アセスメントを担当した症例を提示して，描画診断に関して解説する。なお，個人情報保護の問題から，描画は原画を元に模写したものを提示することとした。また，個々のクライエントの生活歴や経過は，個人が特定されないように修正を加えてある。

症例1　20歳，女性，診断：統合失調症

　3人同胞の末子。幼少児期の発育に特に問題は認められていない。大人しく無口であったが，中学までは友人もおり，部活にも所属して，問題なく過ごしていた。高校に入学後，周囲となじめないことや学校が楽しくないことを，時々姉にもらすようになった。それまでは成績は中位であったが，しだいに下位になった。高校2年の夏休み以降，特に誘因なく登校しないようになり，しだいに自室に閉じこもって過ごすようになった。高校3年への進級が困難になったために退学し，不定期に家業の商店を手伝うようになった。その後，親類が経営する飲食店でアルバイトを始めたが，半年ほど過ぎた頃から，「何もする気がない」，「疲れてしまう」と訴えるようになり，心配した姉が付き添って心療内科を受診した。うつ病と診断され，抗うつ剤，抗不安薬を処方された。半年ほど通院を継続し，服薬していたが，状態が変化しないため，精神科クリニックを受診した。

　初診の時点で，寡黙で，問診にもほとんど答えることができず，疎通性が不良なことから統合失調症を疑ったが，陽性症状はすべて否定した。著者が面接した時にもうつむいたまま寡黙であったが，「朝から昼にかけては身体がだるくて起き上がれない」，「何もしたくないが，食べていけないので，夕方からは仕方なくアルバイトに行く」，「家に帰って，身体は疲れているのにまったく眠れない」ことをポツリポツリと話した。そして，「夜中にひとりでいるとドキドキしてしまう」と話し，「いやなことばかり考えてしまいますか」と尋ねると，黙っ

て頷いた．この時に絵を描いてみるように勧めると，黒の色鉛筆をとり，時間をかけて図9のような「雨中人物画」を描いた．描き終わると，しばらく考えた後で，「すごい雨の中で，何もできないでいるところ，流されてしまいそう」と説明した．

画面の中央に球形のように強く激しい雨が描かれ，球形の雨の右下にかろうじて識別できるような，黒い影のような人物像（矢印）が描かれている．一見して，外界からの強いストレスに圧倒されてしまっている姿であり，防衛をすることもできず，飲み込まれ，打ちのめされてしまっていることが示される描画であり，妄想気分が反映されていると判断した．後日施行したR-Tでも，観念的活動性の亢進，認知障害，思考の途絶，妄想的理由付け，「引き裂かれて苦しんでいる人」，「人の身体をいろいろな虫が食べている」などのグロテスクな反応で示される自我障害が明らかにみられた．

「気持が少しでも楽になるように，薬物療法の調整をしてみましょう」と説明し，抗精神病薬を使用したところ，疎通性が改善し，「モヤモヤして，何か大変なことが起こりそうな予感がする」という妄想気分がしばらく前から持続していたことや「考えていることを知られ

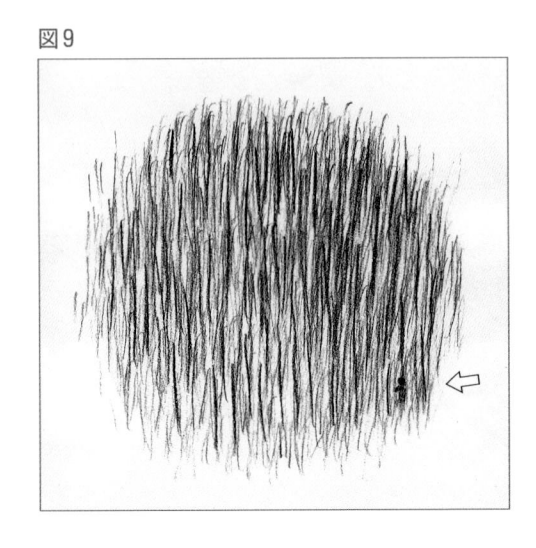

図9

てしまう」体験（考想察知）があって恐ろしかったことを，少しずつ話してくれるようになり，通院・服薬を継続している。

症例2　　15歳，男性，無職，診断：統合失調症

2人同胞の第1子。幼少児期の発育に特に問題は認められていない。中学時代はトップクラスの成績であったが，高校入試で全く予想しなかった不合格になり，その頃から意欲の低下を訴えるようになった。心配した母親が心療内科に受診させた。「はじめての挫折体験なので，本人の意思に任せて見守るように」と説明され，抗うつ剤，抗不安薬を処方され，支持的な精神療法法を受けていた。しかし，半年以上治療を継続しても状態が好転せず，「頭の中がゴチャゴチャする」と言って考え込むことようになり，精神科クリニックを受診した。初診の時点で，疎通性が不足しており，会話から思考の統合がよくないことがうかがわれたので，統合失調症を疑ったが，陽性症状はすべて否定されていた。

著者の面接時には，ボンヤリした表情であったが，予定を立てて朝から勉強しているが能率がよくないこと，午前中に1科目勉強すると疲れてしまって集中力が続かないこと，友人と会話をしていてもどう答えればよいのかがわからなくなることをゆっくりとした口調で訴えた。症例の主訴は漠然とした疲労感，自明性の喪失を思わせる判断力の低下，社会的ひきこもりと対人関係の回避であったが，時に思考途絶を思わせる無言の時間があった。この時にバウム・テストを描いてもらったところ，図10のような描画をした。描かれた樹木画は平板で貧困な構成であり，慢性の思考障害の存在を疑いうるものであった。R-Tでは，陽性症状と対応する自我障害や思考障害を反映する逸脱した反応は認められなかったが，あいまい反応が多く，認知の焦点づけや思考の統合性が低下した状態が示された。臨床症状とアセスメント結果から，統合失調症の確定診断はできないが，心因性の疾患や感情障害は除外できると判断し，対症療法的に少量の抗精神病薬を服用してもらうこととした。服用した直後は眠気が強く，机に向かって教科

図10

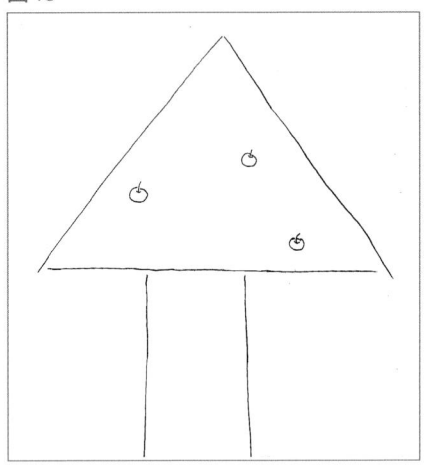

書を開いたまま寝てしまう状態であったが，1か月が経過した頃から，「頭の中のゴチャゴチャがなくなった」と家族に言うようになった。2か月後に著者が再度面接した時には応答はいくぶんスローであったが，思考途絶を思わせる無言の時間はなく，「落ち着いて考えられるようになった」，「友人と電話で話せるようになった」と話した。臨床的には著明な改善と考えられたが，深刻みのなさ，会話が上調子になりやすいことが目についた。この時には，バウム・テストで図11のような描画をし，貧困で空虚な樹木が，繰り返し描かれた。

R-Tではあいまい反応が少なくなり，認知の焦点づけの障害は改善していると判断したが，平凡反応が少なく，敏感さが目立つ所見であった。

この後に，初めて母親から，前医に通院中から突然「自分がなくなってしまう，心が押し潰される」と訴えてパニックになる状態（妄想気分）があり，定期的に抗精神病薬を服用するようになってからはそのような状態が消失したことが聴取できた。

クライエントは，前医で高校受験の失敗という挫折体験を契機とした心因性の抑うつ状態と診断され，抗うつ剤・抗不安薬の投与を受け

図11

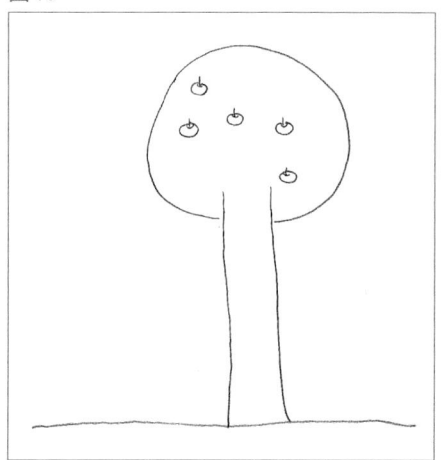

ていた。この時点での暫定診断は妥当なものである。しかし，経過の中で漠然とした疲労感，自明性の喪失を思わせる判断力の低下，社会的ひきこもりと対人関係の回避がみられるようになり，診断と治療の再考が求められていた。また，妄想気分と判断できる症状が間歇的に出現していたが，その事実は抗精神病薬による治療が奏効して，症状が消失した時に初めて家族から聴取できた。しかし，家族がより重篤な症状を認めたくないと思ってしまうことは非難できないものである。

　これらの経緯から，クライエントの診断は統合失調症で，継続的な抗精神病薬の服用が必要と判断し，その旨を家族に説明した。その後も症例は治療を継続し，時に動揺を示すことはあったが，高校を卒業し，大学に進学した。このような，鑑別診断が困難な場合のアセスメントでは，重篤な障害（症例2では慢性の思考障害の存在）の可能性を見過ごさないことが重要であり，そのことが臨床診断を補助するという目的にかなうことである。

症例3　51歳，男性，教員

　42歳時に特に誘因なく抑うつ気分，意欲低下，不安・焦燥感，睡眠障害（早朝覚醒），消化器症状（便秘と下痢を繰り返す）などが出現し，当科外来を受診し，うつ病と診断された。抗うつ薬を中心とする外来治療を受けたが，うつ症状が悪化したため，43歳時に当科で第1回目の入院治療を受けた。退院後は外来通院を継続しながら仕事をしていた。44歳時に（退院から8か月後）自己判断で通院を中断したが，その時には抑うつ症状が再燃することはなかった。しかし，49歳時に特に誘因なく，抑うつ気分，不安感，早朝覚醒，食思不振などのうつ症状が再燃し精神科外来を受診した。休職を勧め，amoxapineやclomipramineなどの抗うつ薬を処方した。治療によって抑うつ症状が改善し，約10か月間の休職の後復職したが，まもなく抑うつ症状が再び悪化し，再度休職することになった。その後も外来治療を続けていたが，症状に十分な改善がみられないことから，51歳時に当科へ第2回目の入院となった。十分な休養と，抗うつ薬を使用することで抑うつ気分は改善したが，不安感，意欲低下の訴えが持続したため，メチルフェニデート（methylphenidate）を追加使用したところ，意欲低下が急速に改善して退院し，復職することができた。

【描画所見】

　絵画療法の過程で，メチルフェニデート使用直後から描画の内容，表現方法に明らかな変化が認められた。すなわち，それまでにはみられなかった色彩の増加がみられ，奇妙でグロテスクな描画がされるようになった。以下にメチルフェニデート使用前から使用後までの描画（図12～17）を継時的に呈示し，解説する。

　描画1　入院2週間後に「雨の中の私」というテーマで描かれた絵画である。主題は仕事から帰宅途中の時分の様子であり，写実的・現実的な構成の描画である。人物や背景はよく構成されているが，色彩の使用が少なく，塗り残しが目立つなど抑うつ的な感情が描画に反映されて

図12 描画1

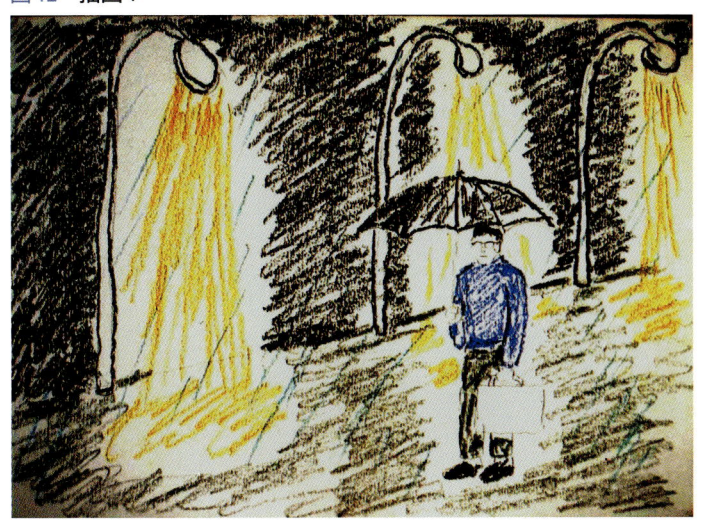

図13 描画2

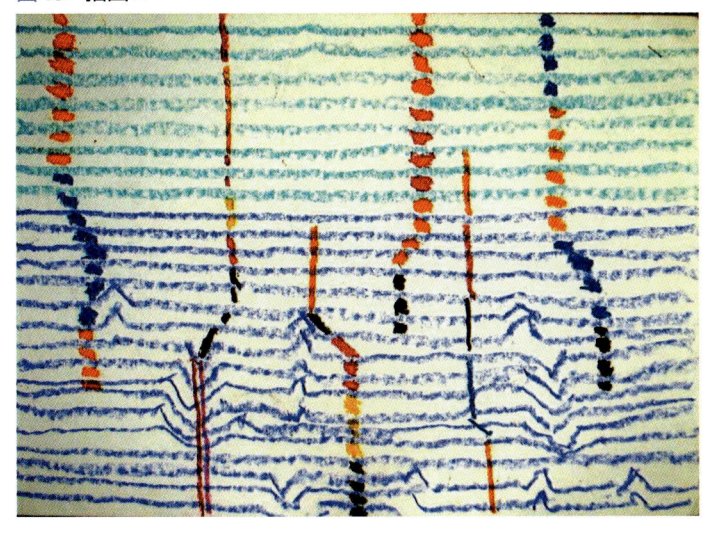

3 芸術療法の技法，用具

図14　描画3

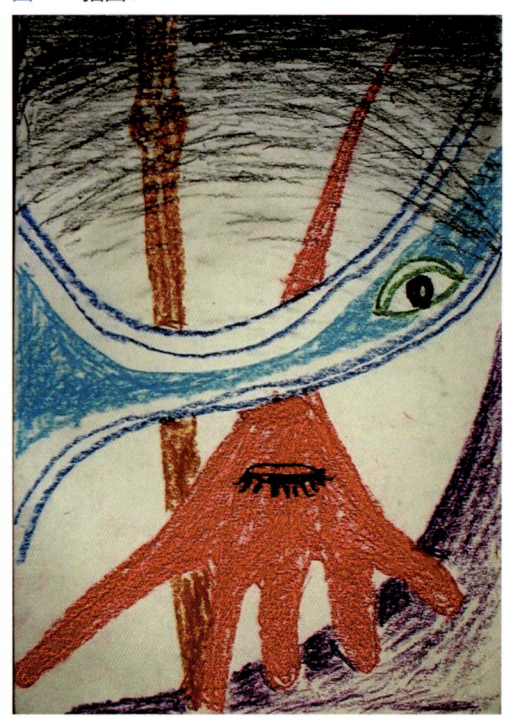

いた。この時期は抑うつ気分が改善し，自己評価はまずまずだったが，意欲低下の訴えが持続していた。

描画2　メチルフェニデート使用開始3日後に「自由画」というテーマで描かれた描画である。描画の主題は雨が降っているところを想像したものだと記載されている。色彩の使用が多く，非現実的構成になっている。この時期には「こんなに調子よくておかしい」，「気味が悪いくらい気分がいい」と述べていた。

描画3　メチルフェニデート使用開始1か月後に「夢」というテーマで描かれた描画である。自らつけた描画の主題は悪夢を見ている想像画である。色彩の使用が多く，非現実的構成で，奇異な印象を与える。

図15　描画4

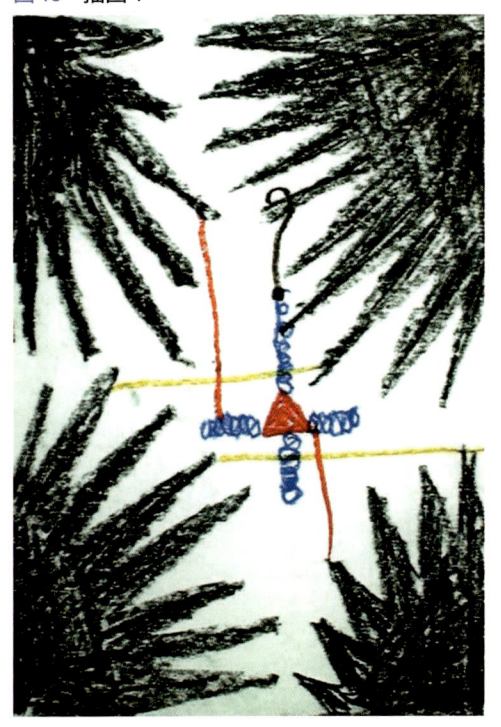

この時期は「多少波はあるが，まあまあです」と述べていた。

　描画4　　メチルフェニデート使用開始2か月後に「集団と私」というテーマで描かれた描画である。クライエントは，描画の主題を攻撃的群衆にリンチされているところと説明した。描画は，非現実的構成で，奇異な表現であり，被害的な感情が示されている。この時期には，「(気分が) 別に無理に上げられている感じはない，普通に上がっている感じ」と述べ，同時に，「(病気の) 根っこの部分が治っていない気がします」とも述べていた。

　描画5　　メチルフェニデート使用開始4か月後に「雨の中の私」というテーマで描かれた描画である。この時期は，退院して2か月が経

3　芸術療法の技法，用具

図16 描画5

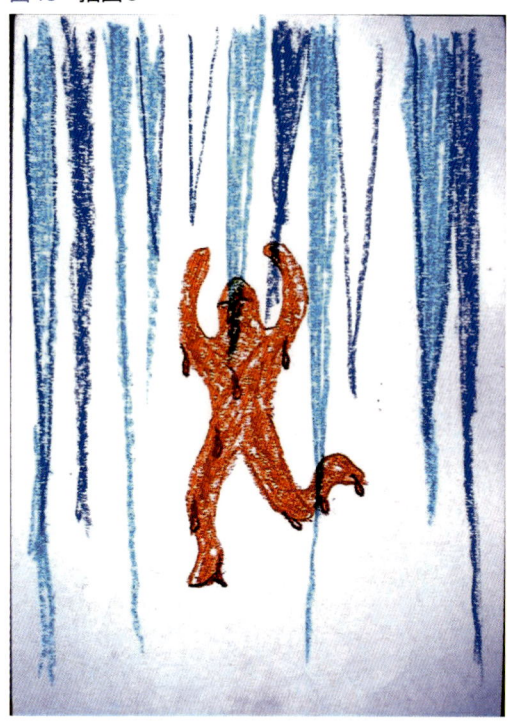

ち，復職して間もない頃であった。描画の主題は，雨の中を逃げ惑っているところであると説明した。奇妙で抽象的な描画であり，被害的な感情が示されている。この時期には「まあまあです」と自己評価していたが，意識しないうちに歯を嚙み締めてしまうことが気になると述べていた。

描画6　メチルフェニデート中止3か月後に「雨の中の私」というテーマで描かれた描画である。描画の主題はにわか雨の中を傘がなく焦りながら走っているところだと記載されている。写実的・具象的な表現内容になり，この時期には「やや心が落ち着かないが，気になっていた歯を嚙み締めることは減ってきた」と症状を自己評価していた。

図17　描画6

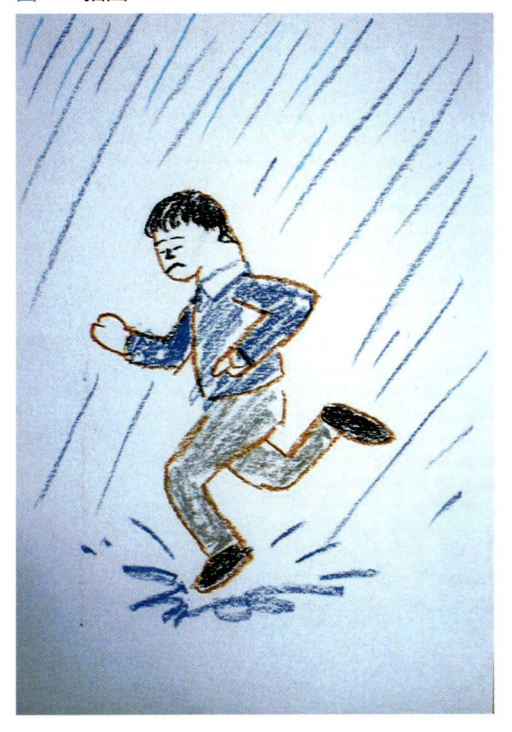

　クライエントはうつ症状の遷延化を呈しており，薬物療法をさまざまに調整したが，十分な効果は得られなかった．特に，意欲低下が顕著であり，このために長期休暇を余儀なくされていた．メチルフェニデートの追加使用により意欲低下が著明に改善し，職場復帰が可能となった．うつ病の難治例にメチルフェニデートはしばしば有効であり，メチルフェニデートは不眠，興奮，神経過敏，幻覚などの副作用を惹起することが知られている[29]．しかし，実際にはこれらの副作用が通常用いられる用量で出現することは稀であり，クライエントも明らかな副作用は認められなかったが，メチルフェニデート使用中に，描画上に2つの大きな特徴が現れた．第1は色彩の増加で，これはうつ症状の改善に伴う変化

3　芸術療法の技法，用具　67

と考えられた。第2は，奇異でグロテスクで非現実的な表現内容への変化である。たとえば，悪夢を見ている想像画（図13），群集にリンチされている場面（図14）などのグロテスクで被害的な主題が描かれた。このような描画は，この時期に自覚的にも客観的にも明らかな抑うつ症状がなかったという臨床事実とはきわめて異質であり，通常相容れないものである。また，退院後は復職し，抑うつ状態も再燃していないにもかかわらず，その時期に雨の中を逃げ惑っている場面（図15）が描かれた。

メチルフェニデートは脳内のドーパミン機能を亢進させ，知覚の鋭敏化や錯覚などを引き起こすことが知られていることから，脳内機構が関与して描画上の変化をもたらしたものかもしれない。このような描画の変化は，methylphenidate 使用中には臨床観察では把えることのできない病的な認知機能の変化がもたらされる可能性を示唆している。R-Tの変化をみたところでは，色彩に影響された認識をすることが示され，使用中には「血」，「火が燃えている」，「乳房をだした女性がダンスをしている」という易刺激的な反応が示され，易刺激的で感情が解放されやすくなっていることが窺われた。このような変化は，うつ病の改善に伴う心理状態の変化とは明らかに異なるものと考えられた。

絵画は自由度の高い課題であるため，一般的でない認知機能の変化をより的確に評価できる可能性が示唆された。このような特徴も絵画の利点といえよう[30]。

6 絵画療法への導入と設備

個人絵画療法を行う場所は明るく静かな面接室，絵画療法室があれば申し分ないが，そうでなくとも集中力を妨げられずに描画できるところならば実際にはどこでも可能である。個人絵画療法への導入に関して，吉野[31]は，「1～2週間に一度の割合で，3か月もしくは半年の間，面接の時に絵を描いてもらってそれについて少し話をするようにしてはどうだろうか」と提案し，「始めても，描きたくない時には断ってもかまわないし，宿題にして一人で描いて持ってくるのでもよい」と相手の意向

を必ず確かめるとしている。

　集団で絵画療法を行う場合，病院のデイルームなどで実施されることが多いが，中川[32]が実施しているようなアトリエで日課として作画を続けるような手法を用いると導入がしやすい。長年絵画療法を実践してきた中川[33]によれば，短期入院と長期入院のクライエントでは，絵画療法への導入は異なるものになる。1～2年以内に退院し社会復帰できると予想できる短期入院のクライエントでは，作業療法に参加できる状態になっていることを適応の条件とし，レクリエーションとして実施するか，精神療法的に実施するかを判断する。前者の場合は，週1～2回の2時間の作画で自由想画法，イメージ想画法を利用しながら，絵についての教養的芸術的理解と解釈を行う。後者の場合には，現在のあるがままの自分を吐き出すことを理解してもらい，描画する方法をとる。継続的に2時間の作画を行い，絵の良・否ではなく，自分のおかれている状況や実態を自然と自覚できるように誘導し，洞察してもらうことに重点を置く。これに対して，長期に入院しており，無為で好褥的な生活になりやすいクライエントに対しては，まず絵具を持たせ，塗りたくることから始めて，規則正しい生活習慣作りを行い，慣れるに従って徐々に興味・関心を増大させて作画へと誘導する手法を用いている。絵の結果や良し悪し，完成の速い遅い，上手下手などは全く問題とせず，画面の隅々まで丁寧に仕上げることが指導の要となる。完成した絵は大切に保存し，複写した絵をそれぞれ額縁に入れて，外来待合室，診察室，食堂，病室，面会室などに展示する。導入は長期的な展望を持って，忍耐強くアプローチしてゆくことが必要であり，クライエントによっては1年とか2年が導入期となることもありえる。クライエントが作画に取り組もうとしても，絵画的なイメージがみえず，描くことが困難と訴える場合がある。このような場合に，中川はイメージの発揮に負担の少ない描画方法である模写や写生を勧め，その後に想像画を勧めるような働きかけが効果的であるとしている。

　絵画療法の頻度は，アトリエで日課として作画を続ける中川の手法では週5日で，45分作画して15分休憩することを1セットとし，1日あた

り3～6セットの作画を実施している。具体的には，午前9時に病棟へ迎えに行き，アトリエで作画準備をしてもらい，正午に昼食休憩を挟み，午後1時より3時までを作画時間とし，そのあとアトリエの清掃，片付け，整理整頓を済ませ，4時半までに病棟に戻る。その間，日常生活指導として言葉遣い，会話の持ち方，挨拶，身だしなみなど，その時々に気づいたことはすべてできるように指導する。このような，中川が実践している絵画療法の持つリハビリテーション効果は，もっと評価されてしかるべきであろう。このように，日常的に絵画療法が行われていると，長期的な展望を持って忍耐強く導入することが可能になる。一般に行われているような，週1回程度の集団絵画療法では，レクリエーションの側面やアセスメントの側面が強くなりやすく，精神療法的効果を得られるまでに治療が進展することは少ないといえよう。

2 造型療法

　造型療法には，彫刻，陶芸，粘土などが含まれるが，普及しているのは粘土を用いた造型療法である。粘土の特有な質感や立体的なイメージ表出が可能になるなど，絵画療法とは違った可能性を持っている。
　一方，土に触れる感覚は，しばしばクライエントの退行を促進することがある。手本や雛型を使用しての造型作業は構成的，総合的作用を持ち，安全なことが多いが，反対に自由な表現は制限されてしまう[3]。

3 コラージュ療法

　コラージュとは，フランス語で「糊で貼り付ける」ことを意味し，20世紀の初頭にピカソやブラックによって導入された美術表現の一技法である。コラージュ療法は，雑誌やパンフレットなどの絵や文字を切り貼りして作品を構成する芸術療法の手法で，1980年代の後半から用いられるようになった。

1 コラージュ療法の用具と施行法

　コラージュ療法に必要なものは，画用紙，先の丸いハサミ，糊か両面テープ，雑誌や広告などの材料である。導入は，「ここにある絵の切り抜きの中から，こころが引かれたり気になったりしたものを選び出して，台紙の上で構成してください。自分の思うような構成ができたら，糊つけしてください」のように説明する。制限時間は設けないが，一般的には1時間以上かかることが多い。

　コラージュ療法には，治療者があらかじめ雑誌や広告などから切り抜いた材料を用意しておくコラージュ・ボックス方式と，クライエントが雑誌や広告をみて，自分で選択したものを切り抜いて構成するマガジン・ピクチャー方式がある。コラージュ・ボックス方式はあらかじめ危険なイメージを除いておくことができ，クライエントに合わせて内容を調整できるという利点がある。マガジン・ピクチャー方式はクライエントの自由な表現を引き出すことができるが，治療者にとっては何が表現されるか予想できない不安がある。

　コラージュの製作後には，作品に関してクライエントと話し合い，製作中のこころの動きや連想を聞いてみることが必要である。

2 コラージュ療法の適用と治療者の役割

　コラージュは「素材を選び，切り，貼る」という単純な手続きであり，他の技法に比べて場所の制約が少ない。また，表現能力が未成熟なこどもや認知症の老人など，イメージを適切に表現できにくい対象では，コラージュを用いることで容易に自己表現ができるという利点もある[34]。

　箱庭療法と同様に，コラージュ療法では治療者はクライエントが作っていく過程をじっと見守ることが求められる。治療者はコラージュ作品にそのつど解釈を与える必要はないが，一連のコラージュ作品の流れを整理しておくことは重要である。

4 詩歌療法

　詩が情緒的ストレスを開放し，カタルシスをもたらすことはよく知られており，自由詩を用いた詩歌療法が主にアメリカで発展した．本邦では，自由詩を用いた詩歌療法はあまり普及しなかったが，本邦独自の芸術である俳句・連句を用いた治療技法が発展し，適用されている[35]．俳句はもともと連歌の発句が独立して単独で創作されるようになったものであり，連句は五七五の長句と七七の短句を複数の作者が交互につなげてゆくものである．

　俳句と連句は，いずれも，治療者とクライエントのコミュニケーションと共感を形成し，誤った認識と行動を修正するための精神療法的手法として用いられる．浅野[36]は，治療者とクライエントの句のやりとりこそが治療的であることを指摘し，俳句療法は連句療法の1バリエーションであるとしているが，長く続く連句よりも，1句だけの方が作りやすいクライエントもいるため，どちらが優れているとはいえない．

【俳句療法と施行法】

　俳句の特徴は五七五という語数の制限と季語が存在することである．句作を促す時には治療者がいくつかの季語を提示すると，クライエントは句作をしやすくなる．俳句は既存の作品の一部を他の言葉に置き換えれば自分の作品になるため，模倣から始めると句作が容易になることも多い．

　レクリエーション的効果を志向して俳句療法を適用する場合には，病院や施設内で発行される文集の俳句欄を利用することが導入を容易にする手法である．クライエントの作品は，投句箱を用いたり，編集メンバーが工夫して集めたりするとよい．このような文集の作品についての感想を語り合う会を持つことで，句会に発展してゆくことがある．また，俳句教室を開くことで，導入が容易になり，句会に発展してゆく場合もある．

　句会では前もって出される兼題とその場で出される席題に合わせて句

を作り，互いに味わい，評価し，指導者の評価を受ける。飯森[5]は，集団精神療法として自発的参加の形式で，自作の句を発表する句会と名句・佳句の鑑賞会を組み合わせて行うことを推奨しており，初めは鑑賞会だけに参加していたクライエントでも，自作句会に参加するようになることが多いと述べている。飯森は自作句会を次のように進行するとしている。

1. 参加者が3枚の紙片に1句ずつ無記名で3句書いてくる。
2. 3枚の紙片を箱に入れてかき混ぜ，各人が3枚ずつ取り出して1枚の紙に書き写す。
3. その紙を順に回して，自分の気に入った句を3句以内で選ぶ。
4. ひとりずつ自分が選んだ句を読み上げ，司会者が得点をつける。
5. 集計が終了したら，そこではじめて作者が名乗り出る。

　得点の集計が終了した時点で，選者がそれぞれの句について感想を述べ合う。その際に感想が作者自身の問題や内面のみが話題にならないように注意する。司会をする治療者は感想が出尽くしたところで，「○○さんらしい句ですね」，「○○さんの気持ちがよく出ていますね」という評をして結ぶとよい。句会には3句を持ち寄るので，クライエントが本心を出した作品がみられることも多い。このような句は個人療法の場面で利用する。

【俳句療法の適用】

　俳句療法の適用に関して，飯森はいま俳句を作っている人や過去に句作をしたことがある人，句作に興味を持っている人は，すべて俳句療法の適応になりえると述べているが，特に統合失調症の芸術療法として優れた適用があることを指摘している。飯森[5]は，日常のレクリエーション活動の一環として，俳句による表現の喜びと共感の体験を目的として俳句療法を実践してきた。その中で，句作という安全で有効な表現手法を使用することは日常の生きたコミュニケーションが容易になること，こうした積み重ねは治療者とクライエントの共感を深めること，クライエントの外的世界への関心を高め，「生きた身体の感覚」を回復するこ

とができることを見出している。

【俳句療法の作用機序】

　俳句療法は，レクリエーション的効果を志向した場合であっても，句作をするという行為は，より豊かに身体感覚を刺激し，賦活し，回復させる。気に入った季題を求めて散策することや，季語による句作をすることで，新鮮な感覚で物事に接し，新たな体験や発見をする機会を与えてくれる。俳句は五七五の短い語句に，感情や表現したいイメージを集約するというものである。そして，句作をする際には意識的・無意識的に，自分が創作する句の聞き手を想像しながら推敲を行うことになる。このような，内なる他者を常に意識するという俳句の持つ形式のために，俳句療法は，健全な現実的側面を拡大強化する効果があることが指摘されている。

【俳句療法における治療者の役割】

　他の芸術療法と同様に，俳句療法における治療者の役割で最も重要なことは，クライエントの傍らにいて，句作する過程を見守り，示された句に聞き入ることであろう。飯森[5]は俳句療法の治療者に重要なのは「よい肌」，「よい耳」，「よい心」であると述べている。よい肌とは，句が醸し出すものを肌身で感じとる感受性を示し，よい耳とは，句からクライエントが表現しようとした，あるいは表現しようとして言葉にできなかったこころの動き聴き取る能力を示し，よい心とは，句に反応して，治療者のこころに浮かんできた素直な反応を意味する。飯森が指摘している治療者の姿勢は，俳句療法に限らず，芸術療法を適用する際の心得として，銘記されるべきものであろう。

　作られた俳句の中にクライエントの病的な世界が賦活されて示された場合には，治療者が「あなたが表現したかったのはこうですね」と句を散文化して提示したり，あたりまえで適切な言い方に直して提示したりするような関与を行う。さらに，治療者がクライエントと句のことば使いなどをより良くするために，句を読み上げ，句のもとになった感動か

ら句作の過程を話題にし，合意修正して完成させてゆくような治療的推敲を行うことも，重要な治療者の役割である。

【連句療法】

連句は複数の作者が，五七五の長句と七七の短句を交互につなげてゆくもので，日本の伝統文芸であり，日常生活の中で楽しまれている遊びでもある。連句の発句は挨拶の性格を強く持っている。発句のこのような特性から，治療者が自作の挨拶句を治療の場で提示することで，コミュニケーションと共感の形成を容易にすることができ，クライエントの句作を引き出すこともできる。連句の数によって多くの形式があり，伝統的には百韻（100句）や歌仙（36句）がスタンダードである。治療として連句を用いる場合には18句の半歌仙か12句の十二調が用いることが多い。

```
半歌仙
オモテ　6句
発句に制約なし
無事に（目立つものを避ける）
5句目に月（発句が秋の時は3句目）
ウラ　12句
7句目に月
11句目に花（桜を花という表現で詠む）
目立つものの反復を避ける
同類のものは3句避ける
恋2～5句続ける
春，秋3～5句続ける
夏，冬1～3句続ける
```

【連句療法の施行法】

連句療法に特別の用具は必要ない。浅野[36]によれば，導入のコツは，クライエントが意外と思わないようなタイミングと切り出し方をするということに尽きる。場所も個人療法の場合には，外来の診察室や面接室

3 芸術療法の技法，用具

でよく，ベッドサイドや廊下の椅子，デイルームで行うことも多い。ベッドサイドや廊下の椅子で，治療者が句作の手助けをする共作法を行うことが最もクライエントの負担が少ない。

　個人療法では，治療者はその場で句を読むが，クライエントに対しては次の回までの宿題とする（宿題法），治療者が句作の手助けをする（共作法）などの手法で導入を容易にすることができる。作品ができあがったら，清書するかパソコンに入力して印刷したものを何枚かクライエントに渡す。治療の連句では形式の完成を待たなくても，2句でも3句でも続けただけで治療効果がある。

　連句はもともと，座という複数の人間関係の中で行われるものである。連句を治療者とクライエントの個人療法として実施するのは，即興で句作を求められるという負担を軽減するためである。集団連句療法は，治療者が進行係となって，連句のルールを説明しながら，提出された句をすべて黒板に書き写し，選句の票数を記す。また，作者に句のイメージや連想の過程の説明を求め，添削を行う。1回の座で数句進行し，数か月で半歌仙を完成させる。

【連句療法の適用】

　連句療法の適用に関して，浅野[36]は，他の芸術療法の諸技法と同様に，統合失調症の急性期では治療による悪化を考慮するために，うつ病の治療初期には休養を優先するために，連句療法の導入を慎重にするとしている。一方，連句療法の適用は精神医学的な診断カテゴリーによって判断するものではなく，浅野[36]が連句療法を実践してきたクライエントの診断カテゴリーは多岐に渡る。また，浅野はうつ病の治療初期でも，1日中自殺を考えているようなクライエントには，柔らかく連句を勧めてみることで，気を転じるようにすると述べている。さらに，自らの治療経験から，否定妄想の兆しがみられた場合には迅速に共作連句療法に導入すべきであると述べている。しかし，このようなクライエントを連句療法で治療することは，熟練を要する名人技であり，一般化できるものではない。

【連句療法の作用機序】

　連句では「付合」(つけあい) が重視される。すなわち，連句では良い作品をつくることはもとより重要であるが，いっそう大切なことは，その場で生じるお互いのこころのつながり，理解，思いやりということである。霜山[36]は，このことこそ，連句を芸術療法の治療技法として成立させている条件であると指摘している。連句を通して，治療者とクライエントの間で，お互いのこころのつながり，理解，思いやりという「付合のこころ」が産まれ，互いにフォローしあうことを楽しみとするような雰囲気が形成される。このようなこころの動きが，連句のやり取りの中のみではなく，現実の人間関係の中でも働くようになることが，連句療法の作用機序といえる。連句療法の治療効果としては，絶望や混乱から救い，健康な世間や世界とのつながりを得られること，対人関係のほどよさの育成，葛藤解決のプロセスの獲得，家族関係の回復などが指摘されている。いうまでもなく，このような治療効果は，治療者との間で培われた付合のこころを基盤としてもたらされるものである。

【連句療法の治療者の役割】

　連句療法では，クライエントの興味を引き出しつつ，その興味に乗せるように連句の規制にクライエントに馴染んでもらうことが治療の基本姿勢である。このために，治療者が提示する発句には，コミュニケーションを作り上げてゆくために，クライエントの警戒感を除く働きと反応を促すような働きが求められる[36]。

　連句療法の場で起こる抵抗には，クライエントがそれまでの連句を書いた用紙を忘れてきたり，紛失したり，汚したり，破損したりするなどの用紙のトラブル，常套句，練達句，問題句などがある。用紙のトラブルに対しては，治療を休んだり，新しい紙に書き換えたり，治療者が持っている用紙を出して続けるなどの工夫をする。クライエントの句が同じような常套句であったり，意味不明な句であったりする場合には，そのまま採用して治療者が付け句をして活用するようにする。上手だが実感のない練達句ばかり作るクライエントに対しては，実感のある句に共

作し直す。浅野は，これらの抵抗には，原則として対決しないで乗り越えるように工夫するべきであると指摘している。どのような精神療法の技法を適用しても，クライエントが認識や行動を修正してゆく過程では，治療への抵抗が必ず生じるものである。治療者に求められることは，このような抵抗を治療者との関係の中で解消してゆくことである。

5 箱庭療法

　箱庭療法は，スイスの精神療法家カルフ Kalff, D.M.が創始した治療技法である。カルフはユング研究所で精神分析の訓練を受け，児童の精神療法に携わっていた。その後，ロンドンでロウエンフェルド Lewenfeld, M.に師事し，ミニチュアやフィギュアを使用する世界技法（The World Technique）が児童の心理治療に大きな成果をもたらすことに強い感銘をうけた。その後，カルフはユングの分析心理学に準拠し治療者とクライエントの関係性の原点を母子の一体性におき，箱庭の枠の護りを重視して，自由に保護された空間という優れた治療の場を設定した[38]。本邦では河合によって導入され，広い範囲で利用されている。

【箱庭療法の用具と施行法】

　箱庭療法の用具は内法72×57×7 cmの，内側を水色に塗った木製の箱に適量の砂を入れたものと，さまざまな職業の人物や兵士，動物，家屋，建造物，交通標識，樹木，草花，列車，自動車，船舶，家具，岩石，怪獣などのさまざまなミニチュアやフィギュアを用意する。箱の底が水色に塗られているのは，砂を掻き分けた時に水があらわれる感じを出すためである。導入の方法は上に示した用具を使用して，「ここにある人形などを使って，砂の上に何か作ってください」と教示する。箱庭療法の導入は容易で，こどもならすぐに遊び始めることも多い。

【箱庭療法の適応】

　箱庭療法はこどもの問題行動や不適応に適用されることが多いが，成

人でも不安障害や心身症にも適応がある。箱庭療法は砂とミニチュアやフィギュアを用いた自己表現に主体を置くので，言語が媒体になりにくいクライエントやチック，夜尿症，摂食障害などの非言語的なアプローチが必要になるクライエントに有用である。

一方，砂に触れることやミニチュアやフィギュアを手に取ることは容易に退行をおこしやすい。このため，精神病の急性期や情緒的混乱の強い状態は適応にならない[39]。

| 自我境界 | 自我境界は，自我と非自我，自己と外界との間に境界という概念を設定し，それによってさまざまな心的現象を解明するための構成概念である。発達的には，自我は内界からの刺激と外界からの刺激の識別を学習し，自我境界が形成される。自我境界は内的精神と外的現実を分離する外的自我境界と，個体内部の外界（主としてエス）と自我を分ける内的自我境界からなる。
　外的自我境界が弱まると，外的知覚刺激は生き生きとした現実感をもって体験されない。また，内的な自我境界が弱まると，自我化されないエス内容が外的現実として知覚されてしまうために，幻覚・妄想が実在感をもって体験されると考えられている。 |

【箱庭療法の作用機序】

箱庭療法では治療者はクライエントが作っていく過程をじっと見守り，作品をじっと味わうような姿勢で臨む。箱庭の枠の護りと治療者が見守るという護りが，二重の護りとなり，クライエントは安心して自己表現することができる。ここで，母子一体性の状況が再現され，クライエントの内にある自己治癒力が働き始めると考えられている。このようにして箱庭療法を続けてゆくと，こころの全体性がより高次なものに向かい，その変化の過程として自己の象徴がマンダラ表現の形をとって生じる。その後動物的・植物的段階，闘争の段階を経て，集団への適応に至るといわれている。

【箱庭療法の解釈】

箱庭療法の初期には，ミニチュアやフィギュアを心像や象徴として細

かく解釈する傾向が強かった。たとえば，カルフは少年が初めて作った箱庭の左端にガソリンスタンドを置いたことを，「無意識の中にエネルギーが蓄積された」と解釈している。その後，河合は治療者とクライエントの関係性を重視し，治療全体の中でつくられた箱庭の流れを系列的に理解することを重視するようになった。

【箱庭療法における治療者の役割】

箱庭療法では，クライエントは治療者に見守られていることで，安心してさまざまな自己表現をすることができ，内にある自己治癒力が働き始めると考えられている。そこで，治療者にはクライエントが作る箱庭の世界を理解し，そばで見守りながら，クライエントが自己治癒力を発揮できるように導いてゆくことが求められる。しかし，後述するような著者の経験から，そばにいることでクライエントが安心でき，さまざまな自己表現をしても見守り続けられるような治療者であることは，決して容易なことではない。

村上[40]は箱庭療法を学ぶためには，自分で箱庭をつくってみること，イメージを豊かにするトレーニング，ユング心理学を含む文献研究，精神療法全体に対する研鑽，神話・伝説・昔話・児童文学を含めた文学，哲学，宗教学，民俗学などの人間存在に関する幅広い知識を得ること，事例研究会への参加，スーパービジョンが必要なことを指摘している。

【箱庭療法の実際】

著者が20年以上前に担当した5歳の男児。同胞はない。1年半前から転勤で単身赴任していた父親が，再度の転勤で自宅に居るようになった頃から，朝になると頭痛，腹痛を訴えて幼稚園への登校をしぶるようになった。また，母親が外出して父親と2人だけになると腹痛を訴えて，メソメソ泣くようになった。両親ともに，初めは父親がいることに慣れないのだろうと考え，親子3人で外出したり食事に出かけたりする機会を多くしていた。しかし，身体症状が持続するため，かかりつけの小児科を受診し，大学病院小児科を紹介された。小児科で身体的な精査を受

けたが，器質的な問題が認められないことから，心理的問題と診断され，精神科を紹介されて受診し，著者が治療を担当することになった。

　箱庭療法に導入後の2～3回は緊張した様子で，とりとめなくミニチュアやフィギュアを置くことを繰り返していた。図18に示したように，4回目からは山と川を作り，ブルドーザー，パワーショベル，ダンプカーが動員されて，山を崩して道路が作られ，川には橋がかけられるような工事の箱庭が作られるようになった。この頃から，しだいに自然な笑顔をみせるようになり，よく話すようになったが，箱庭では工事の場面が繰り返し作られた。

　知識と経験に乏しかった著者が，「いつまで工事が続くのかな」と尋ねてしまったところ，男児は何故そんなことを聞くのかと言いたげな表情をして，「ぼくがここ（病院）に来ている間はずっとだよ」と答えた。その後は箱庭を勧めても，中庭でキャッチボールをすることを希望したり，祖父に買ってもらったラジコンの車を持ってきて一緒に遊ぶことを希望したりするようになった。中庭でキャッチボールをして，著者が軽く緩いボールを投げると，「もっとちゃんと投げて」と要求するように

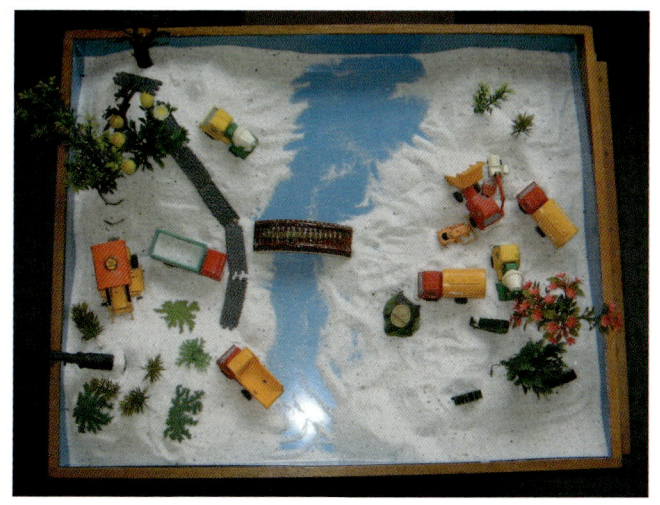

図18

なり，著者が力を入れて投げたボールを捕りそこなうと，元気に走って取りに行き，捕れると「やったー」と大きな声で歓声をあげるようになった。

その後，母親が妊娠したこともあって，父親が「仕事を理由にしてはいけないと思いました」と，平日の夕方に早退してこどもと一緒に受診するようになった。それにより，プレイセラピーは，著者と父親とこどもの3人でキャッチボールやラジコンの車で遊ぶことになった。初めは著者のそばにいることが多かったが，数回のプレイセラピーを続けるうちに，著者のそばを離れて父親と遊ぶことができるようになり，程なく治療を終結した。その1年後に母親が訪れ，妹が産まれて何かあるかなと思っていましたが，「ぼくはパパと一緒で，ママは赤ちゃんと一緒だね」と言ってくれるので，安心したような寂しいような気持ちですと報告をしてくれた。

6 心理劇

心理劇は，モレノ Moreno J.L.（1889～1974）が考案した集団精神療法である。精神科医であったモレノは演劇にも興味を持ち，1910年代にウイーンに即興劇場を開き，毎日のニュースをとりあげて，実験的な演劇を公演していた。劇団の中に，ロマンティックな娘役を得意としていた女優がいたが，実生活では怒りっぽく，すぐに暴力をふるうことに夫が悩んでいた。夫からこの話を聞いたモレノは，即興劇の中でそれまでとは正反対の殺人事件の被害者になった売春婦の役を演じることを命じた。彼女は金銭のことで怒り出す迫真の演技をしてみせた。その後もモレノは性悪女の役を演じさせ，それとともに彼女の家庭内での怒りの発作は少なくなった。このように，即興劇を通して個人の心理的問題が解消されたというエピソードから，モレノはドラマによる治療効果を発見した。その後モレノは移住した米国で1936年に自分の病院を開き，心理劇のための劇場を作った。その後，1942年に集団精神療法と心理劇の学会を組織し治療技法を発展させた。

【心理劇の要素と施行法】

　心理劇には，演者が自由に振舞える舞台が必要とされる。舞台は自由で，安全で，皆の注目をあびる，ひとつの世界を作り出すためにある。モレノの円形劇場は三層の舞台とバルコニーを設けたものであるが，実際には一定の高さの舞台があればよい。

　劇の進行をする監督には集団全体の理解と個々のメンバーの把握が必要とされる。監督は精神療法の経験が深く，力動的な人間理解ができることが必要とされる。役割演技をする演者がドラマ的状況にのぞむ時には，補助自我の役割を果たす治療者が，演者が役割を演じやすいように，防衛や抵抗をゆるめ，自発性を引き出すように援助する。ドラマの観客は，演者が受容されるカタルシスを与えるという意味で重要である。

　心理劇への導入には，体操やポーズ遊びなど身体を動かす非言語的ウォーミング・アップ，自由な雑談やこども時代の愛称を紹介しあうような言語的ウォーミング・アップが必要である。次に，マジック・ショップ（何でも売っている店で，欲しいものと自分が一番大切なものとを交換する交渉をする）やタイムマシンによる自己紹介（過去・未来の時間を設定して自己紹介する）のような，ドラマへの移行段階を行う。

　その後に監督が参加者のイメージを取り上げながらドラマを進行する。ドラマの中では，役割交換（主役を演じていた演者が他の役割を同じドラマ場面で演じることで，他者が理解できる），二重自我（主役のみならず，他の役でも補助自我が同一の役を同時にとる），独白（その場で思うまま感じたままを自由に話す），自我分割（演者の内的な葛藤をあらわすため，補助自我が一方の感情による役割を演じ，演者がもう一方の役割を演じる），ソーシャルアトム（主役が社会生活で関係する人々を，親密さに応じて主役からの距離を主役が決める）などの技法が用いられる。監督は進行しているドラマの状態をみて，場面の展開が終わって全体の緊張がとけた時や全体の緊張が最高潮に達した時に「ストップ」をかけ，ドラマを終結させる。その後に演者，観客の順に感想を話し合い，主役の体験を参加者各自が分かち合い，自分の感想を述べ合う。話し合いの中から新しい課題が生じることもあるし，そのまま終了

することもある。その後にスタッフ間でドラマの進行に関して話し合うレビューを行う。

【心理劇の適応】

　長年心理劇を実践してきた増野[41]は，心理劇を導入する対象として，葛藤が明確で，自己表現力も豊かで，現実の生活では明らかにそれが抑圧されている不安障害のクライエントが最も適しているとしている。また，外来での治療を継続していて，薬物療法や個人精神療法では改善の方向がつかめない時や，ある時点までは治療が進展したのにそこから先が行き詰まりになったような時に，心理劇の世界に治療者とクライエントが入ることによって，新しい発見，別の出会い，違った理解を産み出すために，心理劇に導入するとしている。増野は，いずれの場合も個人精神療法との並行が望ましいとしており，後者の場合は心理劇の世界での体験を言葉によって整理してゆくことが必要になると指摘している。このような増野の指摘は，きわめて重要なものである。心理劇では，カタルシスや洞察を劇的に体験するが，そのような体験をしたことで，すぐに健康な認識と行動を獲得できるわけではない。したがって，個人精神療法の中で，心理劇の世界での体験を整理し，より深い洞察に導き，クライエントが認識と行動の修正に主体的に取り組めるように導くことが求められる。このように，芸術療法で体験したカタルシスや洞察を，健康な認識と行動を獲得できるように定着させることこそが精神療法の意義であり，治療者の技量が問われるところであろう。

　一方，増野によれば，現実の困難に直面することを回避しやすい，アルコール依存や薬物依存のクライエントは心理劇に不向きである。統合失調症の急性期・うつ病の抑うつ状態では心理劇に参加すること自体が不可能である。また，増野によれば，うつ病の回復期には心理劇に参加させない方がよく，特に，発病の状況因となった過去の状況を演じさせるのは避けるべきである。統合失調症では回復期に，退院後の生活などの現実的問題をとりあげて心理劇に導入することがある。

【心理劇の作用機序】

　心理劇では，役割演技をとおして，葛藤や危機を自発的に克服して，状況に即応した適切な行動を遂行する体験をする。また，役割を交換することで，他人の目で自分をみることができ，自分でも気がつかなかった自分の姿を発見することができる。

　このように，心理劇では「舞台の上で仮の役割を演じる」ことをとおして，抑圧された感情を解放してカタルシスを得る。これがカタルシスのための心理劇で，抑圧された感情を解放するのみでなく，抑圧され，表現できなかった自分の役割や可能性を解放することで，より総合的なカタルシスを得られるようになる。たとえば，父親への言語化されない葛藤がテーマの場合には，監督は父親役に指示をして，やさしい微笑をうかべて「ゆっくり話を聞こうじゃないか」と言わせ，主人公が抑圧している感情を解放しやすいような演出をする。それでも主人公がうまくしゃべれない時には，補助自我が「お父さん，ぼくは前から言いたかったんだ」と口火を切って，主人公が感情を解放しやすいように援助する。そして，抑圧された感情が解放され，それが観客によって受けいれられることで，カタルシスを得るのである。

　このようなカタルシスを基盤として，次には洞察が治療の目標になる。このために，心理劇では役割交換と呼ばれる技法が用いられる。たとえば，父親の無理解と頑固さを責めていた主人公に対しては，監督が役割交換を命じる。この結果，主人公は父親の役になって息子から責められることになり，それまでは考えもしなかった父親の立場になってものごとを考えるようになる。このように，具体的に視点を変えることで，自分自身をより深く理解し，洞察を得る。

　カタルシスと洞察の次には，日常的な繰り返しや情熱のない習慣化した行動を打ち破り，自己実現*に向かうことが治療の目標となる。これが自発性と自己実現のための心理劇である。母親への依存がテーマになるクライエントの場合には，監督が母親との別離というドラマティックな状況を演出し，主人公がドラマの中で自発的な役割行動をとれるように補助自我が援助する。このようにして見出された新しい役割行動は，

心理劇を続けるうちに，本来の自己を実現させてゆく役割として完成されてゆき，創造的な人間関係を形成する能力を獲得する。

自己実現　　ホーナイ K.Horneyによれば，人間は自分自身の感情や思考や願望や興味をはっきりさせ，深め，自分の資質を開発する力や強い意志力を育て，自分に具わる特殊な才能や天分を伸ばし，自分の意志を述べ，自然な感情で良い対人関係をつくっていく能力を発展させることができる。こうしたことを通じて，彼はやがて自分の価値観や人生における目的を見出すことができるようになり，自己実現に向かって成長していく。自己実現の道を辿るには自分の感情や考えを表現できるような，こころに安定感と自由を与えてくれる温かい雰囲気が必要である。彼の成熟と完成に助力し，激励してくれる他人の善意や，他人との健全な摩擦が必要である。

　増野[41]は心理劇の治療的意義を以下のようにまとめている。主役はドラマの終了後に観客と話し合い感想を聞く。そして，今宵一時を自分のために参加してくれ，意見を述べてくれた人達に感謝の意を表したくなる。『今日は，どうもありがとうございました，私も何とかがんばってみます』そして，拍手。そんな風に終わる心理劇は成功したのである。

【心理劇における治療者の役割】

　心理劇には監督と補助自我という治療スタッフがいる。監督は心理劇の舞台で繰り広げられる情念から身を退けて冷静でなければならない。補助自我は心理劇の舞台の中で，主役と重要なかかわりを持つ相手役として，時には主役の分身として，舞台で繰り広げられる情念に没入することができる。増野は心理劇の監督と補助自我は，それぞれ個人精神療法の治療者に必要な役割であることを次のように指摘している。つまり，クライエントとの間に距離をとり，冷静に観察し治療の方向性を判断する監督の役割と，積極的に関与し援助する補助自我の役割を，それぞれ別の治療者が専念できることが心理劇の特性であり，このような特性から，心理劇ではよりダイナミックな治療効果を得られると指摘している。

4 芸術療法の作用機序

　絵画をはじめとする表現行為は，過去を振り返り，現在の自分を認識し，将来へと向かわせる力をもたらすといわれている。宮本[11]は，病跡学の立場からノルウェーの画家ムンクを取り上げ，創造活動が自己治療をもたらすことを指摘している。ムンクは40歳頃に罹った妄想病からの回復期に主治医の勧めに応じて版画を製作した。この版画には自身の葛藤が1つの物語として表現されており，この作品を完成させた後に彼は立ち直っていったという。また，高橋[42]は夏目漱石の著書「草枕」には俳句，漢詩とならんで画の心的効用が述べられており，漱石にとっては絵画が治療的意味合いを持っていたと指摘している。

　これらを踏まえて，治療技法としての芸術療法の作用機序は，以下のようなもの考えられる。芸術療法の場面では，クライエントは自分の内界のイメージを投影して作品を構成する。その時に，クライエントは治療者が傍にいることで安心感して表現できる。同時に，治療者を意識しながら表現することにより，自己の内界が投影されたイメージを客観的に見つめなおすことができるようになる。このように，治療者を意識することにより，作品を通してクライエントが自分自身の問題を洞察し，自己を受容することができるようになる。したがって，芸術療法では創作が自己治療となるためには，治療者の存在が不可欠なものなのである。このことは，個人的な治療場面のみならず，集団療法的な治療場面でも同様である。中川[33]によれば，創作をするクライエントとそれを見守る治療者の間には言葉による交流よりも人間的な触れ合いが生じてくる。また，創作活動や作品はクライエントとの間にさまざまな話題を提供してくれる。精神病院に長期に在院しているクライエントに対しても，単調になりやすい病院生活や生活療法・作業療法に刺激と変化を与え，病院全体の治療構造の幅を広げてゆくことができる。

このような治療過程を促進するために，治療者が作品に解釈を与えることがある。しかし，クライエントが作り出した作品には，クライエントがまだ意識していない問題や意識したくない問題が示されることがあり，早急な解釈が不必要な情緒的混乱を生じさせてしまう場合がある。したがって，芸術療法の治療者には芸術への造詣のみならず，精神療法の知識と経験が不可欠なのである。

5 精神療法としての芸術療法の意義

　精神療法としての芸術療法の意義は，表現活動をとおしてカタルシス・洞察・自己実現を図ることである。カタルシス・洞察・自己実現と言葉を並べると，いかにも高尚なことのようにみえてしまうが，実はそうではない。たとえば，都市圏の駅前には多数の飲食店があり，夜になると仕事帰りの勤め人で賑わっている。そこでの話題のほとんどは会社・上司・同僚・部下・家族への不満や愚痴である。あるいは，既婚の女性同士でランチを食べながらの話題のほとんどは，目の前にいない夫や家族への不満や愚痴である。著者も同類なのだが，特に目の前にいない，上司・部下・家族を賞賛し，感謝しながら飲んでいる人を，残念ながらみたことがない。同じく，目の前にいない夫や家族を賞賛し，感謝しながらランチを食べている女性同士のグループも残念ながらみたことがない。

　このような不満や愚痴は，通常は抑圧されているため，それらを口に出すことが，いわばカタルシス効果なのである。しかし，不満や愚痴を言い募るだけでは，かえって怒りの感情を賦活してしまうだけで，なんら治療的とはならない。不満や愚痴を言い募り，それが一緒に飲んでいる人達によって受容されているうちに，そのような自分を冷静かつ客観的にみられるようになり，「愚痴ばかり言っていても仕方ないか」，「自分にも改めるべきところがあるかもしれない」と気づくようになる。このことが，いわば洞察なのである。そして，そのような洞察を活かして，次の日から新たな気持ちで職業人として，家庭人としての役割を果たすべく，現実の課題に対処してゆくことになる。このことが，いわば自己実現なのである。このように，健康な人達では自分自身の中で，あるいは周囲との安定した対象関係の中で，カタルシス・洞察・自己実現という過程をふんだ自己治療が行われているのである。

これに対して，不安障害であれ，適応障害であれ，治療を希望するクライエントは，上記のような自己治療が行えないか，行えない状態に陥っている人達である。そして，精神療法の目的は，健康な人達がしているようなカタルシス・洞察・自己実現という過程をふんだ自己治療ができるように援助することと言い換えることができる。

　精神療法として芸術療法を適用するということは，カタルシス・洞察・自己実現という過程をふんだ自己治療ができない人達を，それができるように教育し，援助するということである。上に述べたように，カタルシス効果を求めようとして，かえって怒りの感情を賦活してしまうだけで，なんら治療的とはならないことは，健康な人達でもしばしばある。したがって，治療者は，カタルシス効果を求めて芸術療法を適用する場合には，クライエントが自分を冷静かつ客観的にみて洞察に至ることのできる過程にあることを確かめていなければならない。そして，カタルシスが洞察をもたらすような治療的関与をしなければならない。同様に，洞察を求めて芸術療法を適用する場合には，クライエントが自己実現に至ることのできる過程にあることを確かめていなければならない。また，洞察から自己実現に至ることができるように治療的関与をしなければならない。心理劇の項で述べたように，芸術療法でカタルシスや洞察を劇的に体験しても，クライエントがすぐに健康な認識と行動を獲得できるわけではない。したがって，個人精神療法の中で，芸術療法での体験を整理し，より深い洞察に導き，クライエントが認識と行動の修正に主体的取組めるように導くことが求められる。

症例　28歳，女性，無職，大学卒，診断：強迫性障害[*]

　3人同胞の第2子として出生。幼少児期の発達に特に問題は認められなかった。県立高校から私立大学の文学部に進学したが，成績は常に上位で友人関係にも問題はなかった。元来几帳面で潔癖なところがあったが，確認に時間をかけるようなことはなかった。大学4年生になり，卒業論文の準備で多忙になった頃から，汚いものに触れたのではないかと気になるようになり（不潔恐怖），整理整頓ができないこ

とにこだわってしまうようになった。このような強迫観念が不合理なことは自覚していたが，時間をかけて忘れ物がないかを繰り返し確認をするようになった（強迫行為）。また，車を運転中に，気づかないで歩行者や自転車に乗っている人にけがをさせたのではないかと不安になり，車を停めて確認したり，通り過ぎた道を戻って確認したりするようになった（強迫行為）。

　就職後，仕事を覚えることに夢中で取り組んでいるうちに，いつしか不潔恐怖や確認行為は消失していた。しかし，2年ほどして，仕事の責任が増すにつれて，書類の確認や鍵や水道の閉め忘れの確認が強くなり，27歳時に自分で判断して精神科クリニックを受診した。抗不安薬を投与され，何とか確認したい気持ちを我慢して必要な行動ができるようになったが，家庭の事情で帰省することになり，大学病院精神科を紹介されて通院していたが，時間がとれる間に完治させておきたいと考え，森田療法目的で入院した。

強迫性障害 ｜　強迫性障害（obsessive-compulsive disorder: OCD）は著しい不安や苦痛を生じさせる反復的で侵入的な強迫観念，不安を中和させるために行われる，数を数える，確認するなどの強迫行為で特徴づけられる。強迫行為は一時的に不安を減少させるが，強迫行為をしないでいると不安は増強する。強迫性障害の主要な症状様式の中で最も頻繁にみられるのは汚染に対する強迫観念であり，頻回の手洗いや汚染されたと考える対象への強迫的回避が生じる。次に多くみられるものは疑念であり，鍵の閉め忘れやストーブの消し忘れを確認するような強迫行為をともなう。また，通常禁じられている性的イメージや攻撃的イメージ（強迫観念）の侵入，対称性や正確さへの欲求（不完全恐怖）から何時間もかけて髭を剃るなどの強迫行為も頻度が高い。

　診断面接の結果，定型的な森田療法*を適用できると判断し，フルボキサミン100 mgを使用しながら，定型的な森田療法に導入した。7日間の絶対臥褥を無事に終了した後，作業期の治療課題として，確認したい気持ちを我慢して行動すること，時間を厳守して集団での行動に遅れることがないように努力することを指示した。クライエントは，確認した

い気持ちを我慢する苦痛に耐えて，治療課題に積極的に取り組み，強迫観念に左右されないで行動する習慣を獲得することができた。

> **森田療法** 森田正馬によって確立された神経症の精神療法。森田は神経症を身体や精神の違和感にこだわり，感覚と注意が相互に作用して悪循環を生じる心理学的機制によって症状が形成されると理解した。森田療法の治療は悪循環を打破して症状を身体や精神の違和感に還元する行動療法的側面と，悪循環に陥りやすい認知様式を修正する認知療法的側面で構成されている。森田療法の基本は入院治療であるが，外来でも施行可能である。

しかし，クライエントの希望によりフルボキサミンの服用を中止し，同時に治療グループのリーダーとして病棟行事の計画・運営を始めた頃から，畑での作業後に，園芸用具，特に鎌など刃物の数を頻繁に確認する確認行為がみられるようになった。クライエントは自分の強迫観念が不合理なことは自覚できていたが，「どうしても刃物の数を確認して安心したいという気持ちにひきずられてしまう」と述べて，確認行為を中断することができないようになり，治療が停滞した。

クライエントは病棟で定期的に実施していた絵画療法に毎回参加し，丁寧で繊細な描画をしていた。このことから，著者は，1つ1つの強迫観念に対して，どのような不安や恐怖を連想してしまうのかをすべて絵に描いてみることで，強迫観念の正体を見据えてみることを提案した。クライエントは，これに応えて，図19（知らずに人をはねてしまう，信号機を壊して，大事故の原因をつくる），図20（警察官が自宅に来て，容疑者として同行を求められ，その後に厳しい取調べを受ける）図21（ひき逃げ犯人として報道される，自分が被害者の家族に涙ながらに責められる）のような一連の描画を，10枚以上描きあげた。著者はこれらの描画に特に解釈は与えなかったが，クライエントは，「こうやって描いてみると，知らずに人をはねてしまうことが恐ろしかったのではなくて，批判されたり，非難されたりすることが恐ろしかったということが解りました」と述べた。そして，「批判や非難を恐れるのは，母との関係があったのかもしれません。いつも，怒られないように，きちんとし

図 19

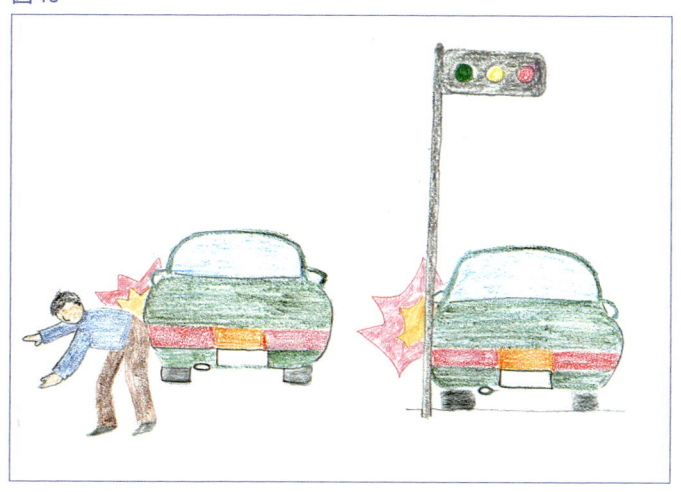

図 20

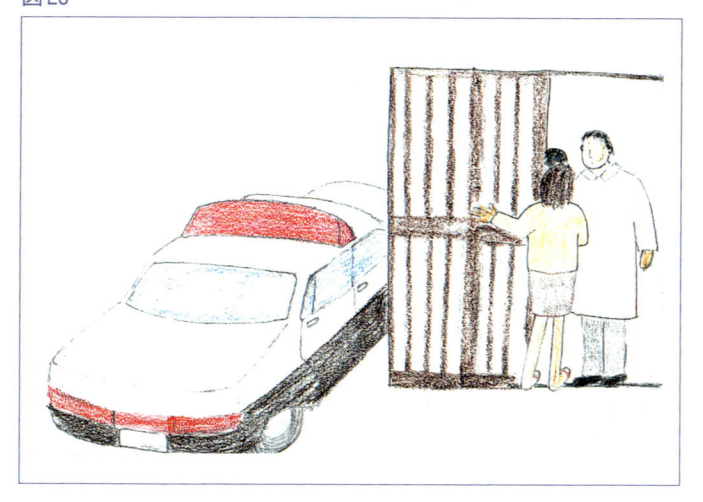

5 精神療法としての芸術療法の意義

図21

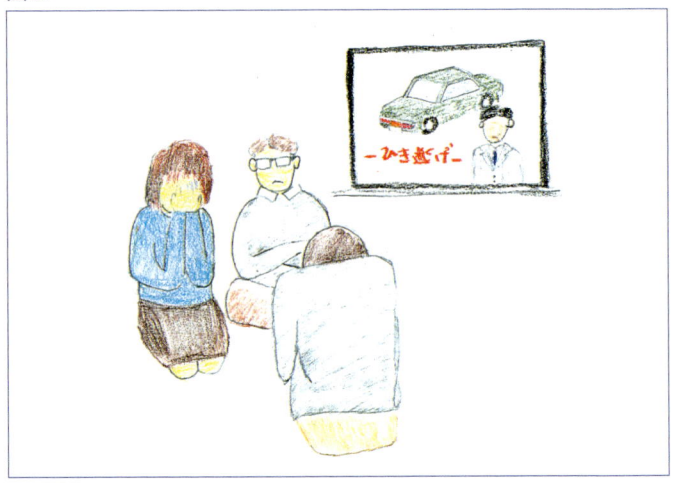

ていなければならないという思いがずっとあって，それに縛られてきたように思います」と，それまでは意識することを避けていた家族関係の問題にも洞察を示した。「恐れているだけでは何も解決しませんよね，行動に専念して自信をつけてゆくしかないですね」と述べ，再び治療に取り組む意欲を示した。

　そこで，強迫観念が浮かんでも，目前の行動に集中・専念し，時間を厳守することを再度指示した。その後，クライエントは行動に集中・専念することで強迫観念に左右されずに行動できるようになり，当初の治療目標であった認知と行動の修正を達成することができ，退院した。退院後，資格取得のため専門学校に入学し，卒業後に専門資格を取得し，希望していた職種で元気に仕事をしている。

6 芸術療法, 絵画療法の問題点

　芸術療法は，言語的コミュニケーションが不得手な対象のコミュニケーションの形成やアセスメントに有用なものである。また，治療者がクライエントの傍にいること，作品に適切な解釈を与えることで，創作活動を自己治療の過程に向かわせることができる。

　一方，芸術療法が精神療法であるためには，精神療法の治療目標と芸術療法を適用する目的を設定した上で，治療を開始する必要がある。伊藤[1]は，安定した治療関係の確立が何よりも優先するとし，クライエントが芸術療法への参加を断ることのできるような自由な雰囲気が必要であるとしている。高江洲[3]は，臨床場面では何が必要な治療技法であるかはクライエントの側から発信されることを少なくないとし，治療者側の感受性がクライエントの信号に即応できるかが常に試されていると指摘している。

　また，吉野[31]が統合失調症の回復期における絵画療法は，十分な言語交流が可能となれば適当な時期に終結するのが望ましいと指摘しているように，漫然と同一の手法や課題に固執することは避けなければならない。中川[32]によれば，絵画療法を実施している中で，クライエントが作画することに問題意識を持つようになり，現実的な問題への関心が強まれば作業療法へのステップを希望するようになる。問題意識がさらに深化して作画活動が芸術構造的活動にまで高まってくる場合には，指導的絵画療法や精神療法の水準で絵画療法を維持してゆくことができる。

　芸術療法の治療効果を評価するのは難しい。精神科にかかわらず薬物療法の効果判定では，統制群（control group）を用いて二重盲見試験（double-blind study）を行い，統計学的に有効性を評価するのが一般的である。このような手法によって芸術療法の治療効果を評価しようとすれば，診断・性別・年齢・学歴・臨床症状に差のないクライエントを対象

として，片方の群に芸術療法を適用し，片方の群には芸術療法を適用しないで，一定の期間治療の後に臨床症状や社会的適応水準の改善度を比較しなければならない。統合失調症に対する芸術療法の効果を文献的に調査した報告[43]では，統合失調症の芸術療法を報告している57の論文の中で，芸術療法を適用した群と芸術療法を適用せずに一般的なケアを受けた群を比較しているのはわずかに2つのみであった。これらの2つの論文は，芸術療法を適用した群で精神状態・対人関係・社会生活で改善度が高いと主張していたが，これらの主張を統計的に実証することはできなかった。

中川[33]はこの問題に関して，以下のように指摘している。絵画療法に限らず，芸術療法全般において，精神科薬物療法のごとく即効的な効果が認められるものではない。芸術療法の治療効果とはクライエント自身の存在様式にどのような影響を与え得たかが問われるものである。強固な妄想が消退せず，社会復帰の道がわずかばかりしか残されていない慢性の統合失調症のクライエントであっても，絵画療法を導入した結果として，病院内での生活に何がしかの「張り」や「より所」を与えることができたとしたら，成功例として評価することも許されるのではないだろうか。このような観点からすれば，絵画療法の治療効果は，客観的に数量化される性質のものではなく，クライエントに生じた内面の変化を治療者がどのように受け止め，判断するかに深く関与する問題である。このような中川の指摘はもっともなものであるが，芸術療法を専門としない人や芸術療法に批判的な人が持つ疑問を無視することは，優れた治療技法である芸術療法の普及を阻害してしまうことになる。したがって，芸術療法に携わる治療者は，これらの疑問や指摘に答え，芸術療法の効用を実証する工夫や努力を続けてゆくことが求められるのである。

参考文献

1) 伊藤俊樹：芸術療法．氏原寛，小川捷之，東山紘久，村瀬孝雄，山中康裕編：心理臨床大辞典．培風館，東京，379-384，1992．
2) 星野良一，森　則夫：芸術療法・絵画療法．今西二郎編：医療従事者のための補完・代替医療．金芳堂，京都，268-274，2003．
3) 高江洲義英，守屋英子：芸術療法の諸療法とその適応－絵画療法を中心として－．精神科治療学6: 631-637，1995．
4) Walsh SM, Martine SC, Schmidt LA: Testing the efficacy of creative-arts intervention with family caregivers of patients with cancer. J Nurs Scholarsh 36(3): 214-219, 2004.
5) 飯森眞樹雄：俳句療法の理論と実際－精神分裂病を中心に－．徳田良仁監修，飯森眞樹雄，浅野欣也編：俳句連句療法．創元社，大阪，128-205，1990．
6) 星野良一：感情障害の心理アセスメント．鈴木國文，宮岡等，大原浩市編：精神科ハンドブック(2)，気分（感情）障害．星和書店，東京，141-153，1996．
7) 朝田　隆，松岡恵子，宇野正威他：痴呆の認知リハビリテーション，絵画療法について．Journal of Clinical Rehabilitation Ver.2: 302-304, 2004.
8) 松岡恵子：痴呆性疾患に対する精神療法；その可能性と限界．痴呆性高齢者のグループを対象とした芸術療法．老年精神医学雑誌15: 504-510，2004．
9) 貞木隆志，小海寛之，朝比奈恭子，他：色塗り法に反映される痴呆老人の臨床像．心理臨床学研究21: 191-195，2003．
10) 福島　章：病跡学．鈴木國文，宮岡等，大原浩市編：精神科ハンドブック(4)，精神分裂病．星和書店，東京，169-184，1996．
11) 宮本忠雄：「超現実型」分裂病の経験,病跡研究集成－創造と表現の精神病理－．金剛出版，東京，225-251，1997．
12) Kane JM: Management issues in schizophrenia. Martine Dunitz, London, 2000.
13) 福島　章：病跡学．鈴木國文，宮岡等，大原浩市編：精神科ハンドブック(2)，気分（感情）障害．星和書店，東京，155-169，1996．
14) 青木健次：バウム・テスト．家族画研究会編：臨床描画研究Ⅰ．金剛出版，東京，68-86，1986．
15) 小林重雄：グッドイナフ人物画知能検査ハンドブック．三京房，京都，1991．
16) Buck JN（加藤孝正，荻野紘一訳）：HTP診断法．新曜社，東京，1985．
17) 高橋雅春：HTPPテスト．家族画研究会編：臨床描画研究Ⅰ．金剛出版，東京，50-67，1986．
18) 石川　元：家族画（FDT，DAF）と動的家族画（CKFD）．家族画研究会編：臨床描画研究Ⅰ．金剛出版，東京，105-129，1986．

19) 三上直子：S-HTP法，統合型HTP法による臨床的・発達的アプローチ．誠信書房，東京，1995．
20) 渋沢田鶴子，石川 元：夫婦療法における動物家族画．家族画研究会編：臨床描画研究Ⅱ．金剛出版，東京，91-108，1987．
21) 星野良一：描画テスト．精神科ハンドブック(6)，心理検査．星和書店，東京，71-78，1999．
22) 星野良一：精神分裂病の心理アセスメント．鈴木國文，宮岡等，大原浩市編：精神科ハンドブック(4)，精神分裂病．星和書店，東京，153-168，1996．
23) 星野良一，大原健士郎：向精神薬による治療過程における臨床像の変化と心理テスト上の変化．薬理と治療8: 219-223，1980．
24) 石川 元：自殺の表現病理．精神経誌82: 792-802，1980．
25) 上西 清，中原俊夫，更井啓介：入院中に異様な絵画を描き，その3日後に自殺を図ったうつ病の1症例－絵画からの考察－．家族画研究会編：臨床描画研究Ⅳ．金剛出版，東京，201-210，1989．
26) 高橋雅春：家族画診断の基礎．家族画研究会編：臨床描画研究Ⅱ．金剛出版，東京，6-17，1987．
27) 加藤孝正：動的家族画（KFD）．家族画研究会編：臨床描画研究Ⅰ．金剛出版，東京，87-103，1986．
28) 宮里勝政，星野良一他：神経症とうつ病の病前性格の比較検討（その2）．メンタルヘルス岡本記念財団1991年度研究助成報告集，269-274，1992．
29) Warneke L: Psychostimulants in psychiatry. Can J Psychiatry 35: 3-10, 1990.
30) 中村 愛，星野良一，安藤勝久，他：Methylphenidate使用中に奇妙な絵画表現を呈した遷延性うつ病の1例．精神医学
31) 吉野啓子：精神分裂病の絵画療法．臨床精神医学増刊「芸術療法と表現病理」，47-51，2001．
32) 中川保孝：芸術療法における絵画療法の位置付け－絵画療法の臨床への導入に関して－．家族画研究会編：臨床描画研究Ⅳ．金剛出版，東京，49-62，1989．
33) 中川保孝：絵画療法．松下正明総編集：臨床精神医学講座15巻，精神療法．中山書店，東京，287-301，1999．
34) 石崎淳一：コラージュに見る痴呆高齢者の内的世界．中等度アルツハイマー病患者の作品から．心理臨床学研究19: 278-289，2001．
35) 徳田良仁：俳句・連句のもつイメージの力．徳田良仁監修，飯森眞樹雄，浅野欣也編：俳句連句療法．創元社，大阪，4-18，1990．
36) 浅野欣也：詩歌療法．松下正明総編集：臨床精神医学講座15巻，精神療法．中山書店，東京，320-333，1999．
37) 霜山徳爾：詩と人間－日本人と短詩形文学．徳田良仁監修，飯森眞樹雄，浅

野欣也編：俳句連句療法．創元社，大阪，19-31，1990.
38) Kalff DM（河合隼雄監訳，大原貢，山中康裕訳）：カルフ箱庭療法．誠信書房，東京，1972.
39) 山中康裕：箱庭療法の適用と禁忌．精神科治療学 6: 627-630, 1995.
40) 村上慶子：箱庭療法．氏原寛，小川捷之，東山紘久，村瀬孝雄，山中康裕編：心理臨床大辞典．培風館，東京，1992.
41) 増野 肇：心理劇とその世界．金剛出版，東京，1977.
42) 高橋正雄：夏目漱石の「草枕」－その芸術療法的な側面－．臨床精神医学増刊号「芸術療法と表現病理」，196-200, 2001.
43) Ruddy R, Milnes D: Art therapy for schizophrenia or schizophrenia-like illness. Cochrane Database Syst Rev 2003(2): CD003728.

索　引

HTPテスト　20
PDI（Post Drawing Interpretation）　20

あ
芥川龍之介　11
アセスメント　3,18,57,70,95
アトリエ　69
アルコール依存　84

い
生きた身体の感覚　73
イメージ想画法　69

う
ウィニコット　22
雨中人物画　45,54,58
うつ病　45,54,62,76
──の指標　39

え
エリクソン　8,9

か
絵画療法　2,17,92,95
解釈　26,88
家屋画　23,25,35
家族画の解釈　42
家族画法　21
家族システム理論　21
家族内の対人関係　43
家族の機能評価　22
課題画　17
課題画法　18,45
カタルシス　1,4,17,83〜85,89

葛藤　17,85
カルフ　2
感覚的・直感的理解　26
観客　83
監督　83,85,86
鑑別診断　61

き
季語　74
器質性障害　40
季題　74
気分障害　14,16
基本的信頼感　8
強迫観念　92,94
強迫行為　91
強迫性障害　90,91
強迫性の指標　37
脅迫的な傾向　7

く
空間象徴　19,27
句会　72
グッドイナフ　20
クレッチマー　8,15

け
形式分析　26,27,44
芸術的インスピレーション　13
芸術療法　2,96
芸術療法学会　2
形態分析　19
ゲーテ　14
幻覚　38
言語的コミュニケーション　95

現実検討能力　6,7

こ
抗精神病薬　58,60,61
考想察知　59
合同家族画　21
合同動的家族画　21
こころの安定　13
こころの癒し　1
個人絵画療法　68
個人精神療法　86
コッホ　19
コミュニケーション　1
コミュニケーション形成　3,95
コラージュ　70
コラージュ・ボックス方式　71
コラージュ療法　17,70

さ
座　76
作用機序　87

し
詩歌療法　17,72
自我境界　79
──の弱化　38
自我障害　37,58
自我の強さ　55
自我分割　83
思考障害　37,41
思考途絶　59
自己実現　85,86,89
自己治癒力　79,80
自己治療　87,89
自己表現　4

自殺サイン 41
児童の精神療法 78
自明性の喪失 59
社会的ストレスの認識 56
自由想画法 69
自由画 17
自由画法 45
集団絵画療法 69,70
集団精神療法 73,82
集団と私 45,54～56
執着性格 48
自由な雰囲気 95
周辺症状 6
樹木画 23,24,28,35
樹木画テスト 19
心因性疾患 4,35
心的外傷の指標 37
人物画 23,28,29,31,35
——による知能指数 31,32
人物画テスト 20
心理アセスメント 35
心理劇 17,82,84,86
心理的問題 81

す
推敲 74
スキゾイドパーソナリティ 7,8
スクウィグル法 22
スクリブル法 19,22
ストレス 55

せ
精神医学的な診断 35
精神疾患 4
精神療法 3,16,32,88,90
世界没落体験 10
摂食障害 36
遷延化 67
前駆期 12,13
全体的評価 26,44

そ
双極性障害 15,16
造型療法 17,70
躁状態 5,15
創造活動 87
創造性 7
ソーシャルアトム 83
ソシオメトリック・テスト 50,53

た
ダーウィン 16
退行 79
対人過敏性 56
対人関係の認識 56
太陽壁画 10,13

ち
父親像 43
長期的な展望 69
治療効果 95,96
治療者 79,80,88
——の姿勢 74
治療的推敲 75

つ
付合（つけあい） 77

て
抵抗 77
適応障害 90

と
統合HTP 20
統合失調症 7,8,9,10,11,13,57,59,61,76,96
——の指標 37
洞察 4,84,85,87,89,94
動態分析 19
動的家族画 19,43
動的家族画法（KFD） 21
導入 22

動物家族画（DFA） 21,42
ドーパミン機能 68
独白 83
ドメスティック・バイオレンス 34

な
内容分析 26,35,44
ナウンバーグ 2,22
中井久夫 20
なぐり描き法 22

に
二重自我 83
二重盲見試験 95
認知機能障害 37,41
認知機能の変化 68

ぬ
塗り絵 6

は
パーソナリティ構造 55
——障害 8
俳句 72
俳句療法 72,73
バウム・テスト 19,27
箱庭療法 17,71,78,81
発句 77
バック 20
発達指標 28,38,40
母親像 43
判断力 6,7

ひ
被害妄想 38
ひきこもり 35,40
非言語的 1
——なアプローチ 79
否定妄想 76
病跡学 7
描画後の質問（PDI） 20,23
描画上の変化 45

描画診断　　　　　　　57
描画テスト　　　　　　18
表現精神病理学　　　　2
病前性格　　　　　　　45
ヒル　　　　　　　　　2

ふ

不安障害　　40,45,48,54,90
不安の指標　　　　　36,40
フィギュア　　　　　　78
風景構成法　　　　　19,20
不潔恐怖　　　　　　　90
舞台　　　　　　　　　83
不適応　　　　　　　　78
プレイセラピー　　　　32
不連続　　　　　　　　41
──，形態　　　　　41
──，色彩　　　　　42
──，描画態度　　　42
フロイト　　　　　　　1
分析心理学　　　　　　78
分裂気質　　　　　　　8

ほ

防衛　　　　　　　　　55
防衛操作の失敗　　　　38
棒人間　　　　　　　38,41
ホーナイ　　　　　　　86
母子一体性　　　　　　79
補助自我　　　　　83,85,86
発句　　　　　　　　　77

ま

マガジン・ピクチャー方式
　　　　　　　　　　71
慢性期　　　　　　　5,38
慢性の思考障害　　　　59

み

未完成サイン　　　　　41
ミニチュア　　　　　　78

む

ムンク　　　　　　　10,87

め

メチルフェニデート　62,68
メランコリー親和型性格
　　　　　　　　47,49,50

も

妄想気分　　　　10,58,60,61
妄想着想　　　　　　　9
森田療法　　　　　　91,92
モレノ　　　　　　　　82
問題行動　　　　　　　78

や

薬物依存　　　　　　　84
薬物療法　　　　　　　5
役割交換　　　　　　　83
役割行動　　　　　　　85

ゆ

ユング　　　　　　　　1

よ

抑圧　　　　　　　　1,89
──の低下　　　　　38
抑うつ気分　　　　　15,39
抑うつ状態　　　　　5,60

ら

ラポール　　　　　　　18

り

力動的関係　　　　　　21
リハビリテーション効果
　　　　　　　　　3,5,70
臨界期　　　　　　　　5

れ

レクリエーション（的）
　効果　　　　　　3,5,72
連句　　　　　　　　72,75
連句療法　　　　　　　75

ろ

ロールシャッハ・テスト
　　　　　　　　　50,51

[著者プロフィール]

＊**星野　良一**（ほしの　りょういち）

　1953年　東京都世田谷区に生まれる

所属・職名：医療法人香流会 紘仁病院 医療社会事業部 臨床心理
専門領域：精神療法，森田療法，老年心理学
主な活動・資格：1985年　医学博士（東邦大学），静岡県犯罪被害者対策会議，参与
所属学会：日本精神神経学会，森田療法学会，老年精神医学会
主な著書(共著含む)：

　　　精神科Mook，神経症の発症規制と診断（金原出版）
　　　臨床精神医学講座，老年期の不安障害（中山書店）
　　　精神保健福祉ハンドブック（ライフ・サイエンス社）
　　　医療従事者のための補完・代替医療（金芳堂）
　　　精神看護エクスペール．こどもの精神看護（中山書店）
　　　SSRIとSAD（メヂカルフレンド社）

補完・代替医療　**芸術療法**

2006年9月10日　第1版 第1刷発行　　〈検印省略〉

著　　者　　星野良一
発　行　者　　柴田勝祐
印刷・製本　　デジテックジャパン株式会社

──── 発行所 ────

株式会社　**金芳堂**

京都市左京区鹿ヶ谷西寺ノ前町34　〒606-8425
振替 01030-1-15605　電話 (075)751-1111(代表)
http://www.kinpodo-pub.co.jp/

Ⓒ 星野良一，金芳堂，2006
落丁・乱丁は本社へお送り下さい．お取り替え致します．
Printed in Japan

ISBN4-7653-1259-3

・**JCLS**〈㈱日本著作出版権管理システム委託出版物〉
本書の無断複写は著作権法上での例外を除き禁じられています．複写される場合は，そのつど事前に㈱日本著作出版権管理システム（電話 03-3817-5670, FAX 03-3815-8199）の許諾を得て下さい．

「補完・代替医療」を正しく理解していますか？

医療従事者のための 補完・代替医療

編集 今西二郎 京都府立医科大学大学院医学研究科 教授

補完・代替医療の過大評価，認識不足から生じる代替医療への拒絶などの誤解を正し，その現状，問題点を明確にして今後の補完・代替医療への指針を示した．総論では補完・代替医療の現状と問題点，医療経済学的効果，教育を取り上げ，各論では，41項目の補完・代替医療について，その歴史，背景，対象となる疾患や症状，病態の把握や診断法，作用機序，EBMについての有無等を，実際に実践している医師，鍼灸師，看護師，セラピストなどが解説した．現在日本で実践されている補完・代替医療のほとんどを網羅している．

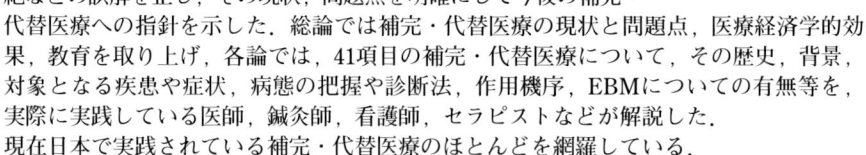

A5判・440頁　定価 4,410円（本体4,200円＋税5%）　ISBN4-7653-1110-4

補完・代替医療の健全な展開，正しい知識と理解を深める貴重な水先案内の書として多くの医師，医療・保健，介護・福祉にたずさわる人たち，研究者にお薦めする！

新刊

■補完・代替医療 **カイロプラクティック**
監 菊池臣一 福島県立医科大学副理事長・附属病院長
A5判・112頁　定価 1,890円（本体1,800円＋税5%）
ISB4-7653-1261-5

■補完・代替医療 **園芸療法**
著 田崎史江 介護老人保健施設 和佐の里 園芸療法士
A5判・116頁　定価 1,890円（本体1,800円＋税5%）
ISBN4-7653-1262-3

■補完・代替医療 **栄養補助食品**
著 糸川嘉則 京都大学名誉教授・仁愛女子短期大学教授
A5判・200頁　定価 2,520円（本体2,400円＋税5%）
ISBN4-7653-1260-7

既刊

補完・代替医療 **メディカル・アロマセラピー**
著 今西二郎
A5判・210頁　定価 2,520円

補完・代替医療 **ハーブ療法**
著 橋口玲子
A5判・96頁　定価 1,470円

補完・代替医療 **温泉療法**
著 久保田一雄
A5判・96頁　定価 1,680円

続刊

補完・代替医療 音楽療法
補完・代替医療 アニマルセラピー
補完・代替医療 気功・太極拳
補完・代替医療 マッサージ
補完・代替医療 鍼　灸
補完・代替医療 漢　方

金芳堂 刊